U0320132

我可能是中国薪水最高的月嫂

钟菊 / 著

  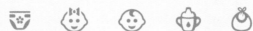

天津出版传媒集团

天津科学技术出版社

图书在版编目（CIP）数据

我可能是中国薪水最高的月嫂 / 钟菊著. -- 天津：
天津科学技术出版社, 2021.9
ISBN 978-7-5576-9513-2

Ⅰ.①我… Ⅱ.①钟… Ⅲ.①产褥期－妇幼保健－基
本知识 Ⅳ.①R714.6

中国版本图书馆CIP数据核字(2021)第129166号

我可能是中国薪水最高的月嫂
WO KENENG SHI ZHONGGUO
XINSHUI ZUIGAO DE YUESAO

责任编辑：杨　譞
责任印制：兰　毅

出　　版：天津出版传媒集团
天津科学技术出版社

地　　址：天津市西康路35号
邮　　编：300051
电　　话：（022）23332490
网　　址：www.tjkjcbs.com.cn
发　　行：新华书店经销
印　　刷：三河市金元印装有限公司

开本 880×1230　1/32　印张8.25　字数194 000
2021年9月第1版第1次印刷
定价：68.00元

目 录

推荐序一　钟姐，是月嫂，也是朋友　Angelababy / 001

推荐序二　温暖的陪伴和叮咛　佟丽娅 / 002

推荐序三　温柔的时光　九夜茴 / 005

丫丫家的月嫂被黄晓明抢走了

蹭《琅琊榜》的热度，我上了热搜 / 002

机缘巧合，我来到了 Angelababy 家 / 004

为什么我能够护好小海绵 / 006

眼里只有孩子，就是金条放面前也看不见 / 010

🍲 跟钟姐学做月子餐 ⬆ / 011

让产妇坐好月子，先撩开她的味蕾

对不起，喂胖了您！ / 018

科学坐月子，一天吃几餐？ / 019

产后第一餐：党参圆肉枣仁莲子糖水 / 021

哺乳期忌口：韭菜回奶，高盐伤肾 / 022

月子餐的阶段性标准有什么不同 / 025

🍲 跟钟姐学做月子餐 ⬆ / 030

给孩子珍贵的黄金母乳

好的下奶汤和回奶汤 / 038

如何判断新生宝宝的饭量？ / 043

化妆品使用不当会影响母乳 / 045

有宝爸参与的喂养更舒心 / 049

乙肝病毒携带者可以母乳喂养宝宝吗？ / 052

宝宝嘴巴吧唧，不一定是饿了 / 056

吐奶不是小事，拍嗝很有门道 / 058

胀奶热敷加重水肿，冷贴一招即灵 / 060

跟钟姐学做月子餐 ❸ / 064

产后 30 天是宝宝健康人生的起点

照顾宝宝，从认真观察做起 / 072

避免磕碰受伤，首先要有危险预判 / 076

套头衣服要躺着穿，"蜡烛包"要不得 / 078

趴卧易窒息，平躺睡扁头，侧寝最佳 / 084

给宝宝做清洁遵循"一遍过"的原则 / 086

男宝女宝，洗法有别 / 088

囟门是宝宝头上最脆弱的地方 / 090

"小夜猫"关键是要建立晨昏概念 / 093

睡在灯光下的孩子易患近视眼 / 097

顺手就能做的婴儿操 / 101

跟钟姐学做月子餐 ❹ / 105

老一辈的月子金律还管用吗？

空调战争：新生儿怕热不怕冷 / 114

判定孩子冷暖，就摸摸他的后脖子 / 117

宝宝的"头热"可能是假发烧 / 118

小儿低烧可以用凉水擦身子 / 121

宝妈厉不厉害，就看是不是沟通大神 / 124

"中国式把尿"，伤害宝宝脊椎还易脱肛 / 128

是药三分毒，乱医七分险 / 130

辅食添加那些事儿：该补脑的是父母 / 133

孩子的咀嚼能力是需要训练的 / 136

吃安抚奶嘴，总比吃手强 / 139

跟钟姐学做月子餐 ⑤ / 141

宝宝出现"异常"，别担心

有胎记的孩子命硬，丢不了 / 148

O 形腿、肋骨外翻，不必大惊小怪 / 151

新生儿长"马牙"，最怕呛气管 / 153

不足月剖宫产加大卷耳风险 / 158

宝宝哭闹不停必有隐情 / 161

跟钟姐学做月子餐 ⑥ / 164

每一个宝宝都值得被真心关爱

每一个来到世上的婴孩，都在索求真心关怀 / 172

有爱的家庭才能满足宝宝的情感需求 / 175

二胎家庭：关键在引导两个娃的交流 / 178

黄昏焦虑症：宝宝为什么会焦虑？/ 181

● 跟钟姐学做月子餐 ❼ / 185

找不到身体的节奏就会若有所失

产后火气大，一点就着 / 192

月子期躁郁大多是激素水平下降在作怪 / 195

协调婆媳关系，缓解产后抑郁 / 198

抑郁了，就做一碗"解郁汤" / 202

● 跟钟姐学做月子餐 ❽ / 206

产后恢复，要从细节入手

临产前遵医嘱，是义务也是敬意 / 214

一孕傻三年？走出"犯二"模式 / 217

产后脱发大多是激素水平下降惹的祸 / 221

宝妈产后须正确面对各种疼痛 / 222

姜汤擦身，虚汗全无 / 225

会洗头洗澡，不患月子病 / 227

不感风寒，宝妈洗澡"神水" / 230

收不收腹在身体，更在内心 / 234

"模特宝妈"的减肥食谱 / 237

产后瘦身须循序渐进 / 239

● 跟钟姐学做月子餐 ❾ / 242

后 记　感恩所有遇见　钟菊 / 248

钟姐，是月嫂，也是朋友

要不是接到了为钟姐的书写序言的邀请，我都快想不起来，我那些在幸福与辛苦、开心与感慨中度过的带娃的日子，已经过去 4 年有余。

时间总是如流水般匆匆，无数具有纪念意义的小事件，成了丈量的刻度。与钟姐认识就是其中一个重要时刻。

我在孕期胃口不好，什么都不想吃。机缘巧合，听说丫丫家的月嫂做菜非常好吃，于是我给丫丫发了微信"求介绍"。

我非常幸运地将钟姐从丫丫家"挖"了过来。钟姐认真、细心、敬业又专业，她来了之后，我每天吃得好、喝得好，小海绵也被照看得妥妥帖帖的，我因此有了更多时间和精力顾及工作，作为宝妈的焦虑感少了很多。

钟姐是月嫂，也是朋友。工作之余，我们也会一起聊聊天，说说笑笑。我也会体谅她的辛苦，全力配合她的工作需求，信任她的育儿方法。因为我知道，她做的一切都是为了让小海绵更好地成长，也让我的身体更好地恢复。很感谢她，陪我们一家度过了一段珍贵的时间。

我愿意推荐这本书，因为我跟你一样，都是孩子的妈妈，都希望孩子健康快乐成长，都希望自己跟宝宝能一起安稳度过生命中不平凡的一个月。

Angelababy（杨颖）

2021 年 4 月

温暖的陪伴和叮咛

钟姐的新书要出版了！听到这个消息，我由衷为她高兴。翻看她用真诚和爱心写下的一字一句，我不禁想起我们一家和钟姐共度的美好时光。

2016 年初，我刚生下朵朵，初为人母的喜悦间杂着手忙脚乱和不知所措。朵朵的任何一点动静都牵动着我的心，生怕自己带不好他，而最重要，也最令我头痛的事就是哺乳。

我一直体形偏瘦，加上演员是一个经常需要出镜的职业，我从不放任自己大吃大喝，这么多年已经养成了习惯。但作为哺乳期的妈妈，我的营养不够，精力也很难跟上，家人都劝我不要勉强，自己的身体也很重要。但我在这件事上犯了倔，我想亲力亲为，给朵朵最好的照顾和关爱，不想让他的成长有一丝缺憾。钟姐的到来，完美地帮助我解决了这个难题。

钟姐说："丫丫，妈妈健康是宝宝健康的源头，要想朵朵吃得好、长得好，你自己的身体一定要先强健起来。"我像个听话的学生，每天保质保量地完成"作业"：钟姐煮什么，我就吃什么；她说怎么好，我就怎么做。

钟姐来我家时我已经在外面订好了月子餐，可吃了两天就实在吃不下去了。然后钟姐就说："你相信我吗？让我来给你做饭吧。"我抱着试试看的态度答应了，结果一吃便爱上了钟姐做的美食，从此一发不可收。钟姐做的月子餐，营养和味道兼具，色香味俱全，让人一下就有了食欲。

起初，我不是没有疑虑：也许整个哺乳期，我都会不可避免地发胖或水肿吧？但想到朵朵能因此健康成长，就算我真的胖了或肿了，又有什么关系呢？

结果，出人意料的是，按照钟姐科学配制的食谱，加上她的精心烹饪，整个哺乳期，我的体质好了许多，不但如愿将哺乳持续了 1 年多，而且完全没有不受控地发福，只用了 1 个月，就恢复了产前的身材。同时，我的精力也没有受到太大影响，在喂养、陪护孩子的空余时间，我积极锻炼、健身，还看了新的剧本，参加了一些强度不大、不需要离家时间较长的工作。

带孩子是甜蜜的辛劳，为此我再苦再累都心甘情愿，只要朵朵对我一笑，看到他亮亮的眼睛和甜甜的梨涡，我的整个世界都阳光灿烂。而钟姐能把没有血缘关系的孩子照顾得无微不至，我想，除了她高度的职业素养，更是源于她对孩子发自肺腑的爱。

常常我一进门就看到这样的场景：钟姐或是抱着朵朵在哄睡，或是在给他按摩，一边照护孩子，一边和他说话，声音轻柔得让人心里温暖又安定，朵朵虽然还不会说话，但也总咿咿呀呀地回应她，或者咯咯笑个不停，我有时都不忍心出声，打破这份温馨。

在有钟姐照顾的日子里，朵朵很少大哭或者一哭就停不下来。钟姐能"破译"他的所有信息，哪怕只是几声哼哼，或者一点点带着哭腔的前奏，钟姐就知道发生了什么，要如何应对。很多时候她一个人就能解决问题，偶尔需要"多管齐下"时，她会有条不紊地调度我和家人来搭把手，像个指挥若定的将军。有钟姐坐镇，我们都很安心。

转眼朵朵已经 5 岁多了，活泼可爱，生长发育得很好，这跟钟姐为他打下的好底子是分不开的。而我也因为钟姐的悉心照料，从开始坐月子到哺乳期结束，没有任何后遗症，得以有一个好身体、好状态来应对接下来高强度的工作。钟姐的这本书，对各位宝妈而言，不仅是宝贵的养育指南和经验，也是温情的陪伴和叮咛。希望每个宝宝都能健康快乐地长大，每个妈妈都能不忙不乱地陪护！

佟丽娅

2021 年 4 月

温柔的时光

2019 年夏天，我迎接来了我的两个"小王子"，也因此结识了亲爱的钟姐。

我怀孕不久就开始考虑怎样坐月子，毕竟这件事是中国女人必备的功课。虽然屡屡看到国外女人根本不坐月子、生完孩子就吃冰激凌这样的信息，但从小到大，我接收到的更多信息则是谁没坐好月子落下了什么毛病。再加上对生育的敬畏感，我还是打算乖乖坐好月子。

当时我犹豫是去月子中心还是找月嫂到家里来，就向同样生育双胞胎宝宝的小薇（甘薇）求教经验。她告诉我，她认识一位很优秀的月嫂，就是钟姐咯。当初小薇生小孩就想请她来，但是她没有时间。小薇去帮我问钟姐有没有空档。赶巧，正好她从上一家刚刚结束，我就很爽快地和钟姐签了约。

初育宝宝，做再多功课心底仍然是茫然的。在孕期，钟姐帮我查漏补缺了备产的东西，还列了一个长长的单子，是月子里需要的食材。我这位十指不沾阳春水的伪淑女，实实在在不认得很多东西，又怕被笑话，就拜托香港、澳门的朋友去买。我香港的闺密说："你月嫂会做猪脚姜呀，很正宗嘛。"而那时的我，根本不知道猪脚姜是啥……

怀胎十月在期待中度过得很快，而不管之前怎样假想，看到宝宝的那一瞬间都是无法比拟的奇妙。也就是那一刻，女人自然而然成了妈妈，变得极柔软而又极坚韧。

不知道国外女人是不是天赋异禀，反正我是被剖腹产的刀口疼、一身一身的虚汗、产后恶露、催产素引起的宫缩、生理性胀奶以及育儿焦虑狠狠地挫磨了一阵。也许正是因为拥有了宝宝们（他们简直是世间最可爱的存在），所以女人们才愿意在生育过程中付出如此的代价。而在这个过程中，幸好有钟姐的陪伴。

钟姐有专业的育儿知识，能回答新妈妈的"十万个为什么"，安抚初为人母的手足无措。钟姐还有出色的厨艺，会根据我的身体状况帮我做各种美味。

腰酸就有猪尾骨汤，奶水少就有小公鸡汤，想吃甜就有牛奶香芋，想吃鲜就有蒸鱼虾饼，馋嘴就有各色点心。反正我的小心思，她总有办法解决。我不爱喝白开水，她就煮甘香的陈皮炒米水。我嗜甜，吃蛋糕又堵奶，钟姐就做糖醋小排，我捧着能吃一盘子。我爱咸香，喜欢烧烤，钟姐就做脆皮猪手给我吃……

在混合着婴儿啼哭的晨昏中，在因激素变化而情绪起起伏伏的时候，在对未来既有许多期许又间或有些许焦虑的月子里，每当我坐在窗前，品尝钟姐的菜肴时，便是最安宁的时刻。

我恍然明白了月子的意义，那是与自己独处的时光，是对母体虔诚的照顾和抚慰，是教会女孩子成为妈妈的温柔时光。

很开心钟姐能出这本书，可以把我曾经感受到的恬静，给予许许多多新妈妈。

读到这本书的女人，我相信你们最终都会成为超级棒的妈妈。

愿岁月安好，顺心如意。

九夜茴

2021 年 6 月

第一章 CHAPTER 01

丫丫家的月嫂被黄晓明
抢走了

　　我做月嫂这个职业很久了，因为对孩子共同的爱，以及一起照顾襁褓中婴儿的经历，我和很多雇主成为好朋友。其实褪去明星、老板、豪门巨富这些众人口中的名头，重新拾回爸爸妈妈的样子，很多人是真实的、温情有爱的、平平凡凡的。

蹭《琅琊榜》的热度，我上了热搜

我做月嫂这个职业很久了，因为对孩子共同的爱，以及一起照顾襁褓中婴儿的经历，我和很多雇主成为好朋友。

其实褪去明星、老板、豪门巨富这些众人口中的名头，重新拾回爸爸、妈妈的样子，很多人是真实的、温情有爱的、平平凡凡的。

当月嫂多年，我的故事里自然少不了去每一家照顾宝宝的点点滴滴。我热爱我的职业，它不仅使我足以安身立命，还使我有幸参与一个又一个初生儿的成长，短暂地参与很多家庭的热热闹闹的生活。我愿意用自己的职业技能，去帮助那些需要我的产妇、宝宝，甚至雇主的其他家人。

同时，还能得到他们的感念。

记得有一天，Angelababy（杨颖，习称 Baby）的执行经纪人给我打电话，说："钟姐，你这下上热搜了！"

原来那天丫丫（佟丽娅）和黄晓明一起参加《琅琊榜2：风起长林》的发布会，丫丫现场爆料："黄晓明家的月嫂是从我家挖过去的！"就这样，一时间在场的所有人都知道了，丫丫家的月嫂被黄晓明"抢走"了。

哈，其实我才不在乎热搜不热搜，我倒是很想小海绵（Angelababy 和黄晓明的儿子）了，也想很多很多我带过的宝宝。

你们，都还好吗？

很多人和我聊天的时候都会问："钟姐，你见识了那么多家庭，在你的眼里，哪些家庭的孩子是幸运的？生在什么样的家庭，孩子起点是最高的？"

我也想过这个事情，虽然不是说要总结出什么大道理，但是当你眼见很多家庭的形形色色的人，和一些比电影、电视剧里还精彩的事，难免会有一些对人生对人世的看法，我相信在我这本书的很多真实故事里，会有所体现。

那么我用什么定义一个孩子的幸运呢？我认为是能获得祝福与爱，能有一个用爱打造的温暖的家。

——你所见过的最有爱的家庭，是什么样子的？

其实无论什么样的家庭，要绝对的、每天每时每刻都保持甜蜜的状态，是不可能的。生活不是一场规划好的综艺秀，特别是当一个家庭中有宝宝加入，各种矛盾总是会不时发生的，这是生活中的正常现象，是人之常情，我们无须刻意用完美的幻想去美化它。

我总结下来，如果一个家中夫妻二人真心相爱，即使会有一些小矛盾、小争执，他们用真挚情感所营造的有爱的氛围，是不会变的。

我通过更为细致的观察，发现一个很有趣的现象：如果家里的丈夫非常爱妻子的话，他一定是每次下班回来，第一时间就去看宝宝、看妻子——抱抱宝宝、逗逗宝宝，和妻子聊聊孩子一天的吃喝拉撒、哭笑嬉闹的细节；相反，如果他不爱妻子，他就不太愿意搭理孩子。

我所见到的很多家庭，都印证了这个规律。

按这个规律来评判，我服务过的大部分家庭，还是温馨美好的。这让我感到十分幸运。

机缘巧合，我来到了 Angelababy 家

我能来到 Baby 家，照顾她跟小海绵，是一件机缘巧合的事。

Baby 在孕期没有胃口，什么都不想吃。有一次她偶然得知丫丫家的月嫂做菜非常好吃，于是就找丫丫商量，把我请到她家去了。

Baby 是一个很让人省心的"大宝宝"，她不挑食，很多菜都喜欢，比如猪肉、牛肉、豆腐、青菜等。月子中每个时期我给她煲的汤，比如早期我给她用山药、龙眼肉煲的汤，中后期做的鸡汤、用花胶炖的汤等，她都挺爱喝的。

滑蛋牛肉和肉碎扒豆腐是她比较喜欢的两道月子菜。

先说滑蛋牛肉的做法。准备牛里脊肉 200 克，鸡蛋 3 只，再备好葱花、生抽、白胡椒粉、干淀粉、盐、糖、芝麻油等调味品。

先将牛里脊肉切丝放入碗中，1 ～ 2 只鸡蛋打散，蛋液倒入牛肉丝，再加白胡椒粉、糖、生抽，搅拌均匀后腌渍 30 分钟。腌渍牛肉丝时加少许油，可以使口感更滑嫩。往锅中加入适量的水，烧开后倒入腌好的牛肉丝，变色后迅速捞起，然后向烧开的水里放入葱花、白胡椒粉、水淀粉，再将牛肉丝倒入锅中，倒入蛋液搅拌均匀，最后淋入芝麻油即可。这道菜的功效是补铁补血，抗衰老，对于产妇来说是非常有益处的。

然后是肉碎扒豆腐。准备豆腐 200 克，猪肉碎 50 克，鸡蛋 1 只，蒜末 10 克，香菜 2 棵（取茎），蚝油 1 茶匙，干淀粉、盐各适量，水淀粉。

　　将豆腐切片，用淡盐水浸泡 1 小时后捞出沥干，蘸上干淀粉，再裹上蛋液（蛋先打散）。起锅，倒油烧至六成热，放入裹上蛋液的豆腐，煎熟后盛起，吸干油，摆盘。锅中留少许油，将猪肉碎、蒜末、切成小段的香菜一起放入炒香，加蚝油，再用水淀粉打薄芡，盛起淋在豆腐上即可。这道菜的功效是生津止渴，清洁肠胃。

　　Baby 吃的月子餐给她的皮肤还有身体带来很多很明显的改变：皮肤变好了，人看起来也精神多了。我一开始见到她的时候，她的肤色有些暗沉，没有光泽。一个月的月子餐吃下来，她的皮肤变得很好，不用任何护肤品都像是会发光。我记得坐完月子她第一天上班的时候，她的化妆师跟我说："钟姐，现在 Baby 的皮肤太好了，皮肤好了，化妆就非常上妆。太好了。"

　　Baby 是一个有很多粉丝的明星，也是一个很善良的人。我每次跟她请假，她都会痛快允许，没有拒绝过，并且对我的工作也很配合。她还是一个称职的妈妈，平时工作那么忙，对宝宝的照顾还是很用心。就算工作到很晚回来，她都要到我们房间把宝宝抱过去，跟她一起睡。她说她想让宝宝多感受到一些妈妈的温暖，而且也很享受跟宝宝相处的时间。

　　在 Baby 家工作的那段时间，留给我一段温暖而快乐的回忆，我很珍惜。

为什么我能够护好小海绵

我觉得我带宝宝的时候，真的很投入，因为这个投入，还不少次危急时刻"救了"孩子。

我在 Baby 家带小海绵的时候，有一次小海绵的奶奶黄妈妈和我一起喂宝宝吃东西，宝宝坐在中间，我们两个一人坐一边，一个喂水果，一个喂辅食。喂着喂着，小海绵突然站了起来，但因为重心不稳，一头就栽下去了。黄妈妈都吓傻了，举着勺子一动不动，幸好我在他摔到地上前一把给拎起来了。后来黄妈妈一边后怕，一边开玩笑说："钟姐是不是练过啊？身手这么敏捷。"

其实我看宝宝的时候，不光是眼睛在看，心也在"看"——对这个年龄段的孩子，看护者需要随时做好危险预判，它不一定发生，但你随时都要有所防备。这样才能在他发生危险那一刻，及时出手。

还有一次，三个大人——宝宝他妈妈，还有外婆、奶奶三个人一边看着宝宝一边聊天，我在外面做事情，刚好进来，一眼看到宝宝身子在床边，马上要掉下去了，而她们还不知道，我紧跑两步一手就抓住了宝宝，我抓住那一刻，宝宝半个身子都掉下床了。

我之前还接过一个女宝宝，她妈妈在给她洗屁股时，她一个翻身掉下去了，我刚好弯腰在旁边忙，看到有一个东西掉下来了，一下子就抓住了。她在的地方还蛮高，真掉下来摔地上，估计得摔够呛。

看护孩子，最重要的就是两个字："专心"——你眼睛要盯着他，心要向着他，他稍微有危险的举动，你要第一眼就能看到，第一时间就可以做出保护动作。

说到婴儿可能碰到的危险，那故事真的很多。我记得我在一家照顾宝宝时，有一次宝宝的叔叔——一个刚刚上大学的 19 岁的小伙子放假回家，第一件事就是去看刚两个月的侄子。这小伙子个子有一米八五，又爱运动，所以给人一种身强力壮的印象。这么强壮的大个子，去抱一个 5 千克左右的孩子，那还不是轻而易举的事！

　　然而，在大家都笑嘻嘻看着叔侄俩进行第一次亲密接触的时候，我却隐隐感觉到可能有危险会发生。

　　这个宝宝是家里第三代中的第一个孩子，也就是说宝宝的叔叔很可能根本没接触过这么小的孩子，对于该如何对待一个软软的小生命，他是完全不清楚的。果然，高大的叔叔接过孩子时，直接揽着孩子的腿，像抱四五岁的孩子那样，没有扶着宝宝头颈，也没有托住腰背，于是孩子就往后仰下去了。我赶紧上前扶住，其他人只来得及"哟哟哟"地惊呼。

　　宝宝叔叔惊魂未定中嚷了一句："我的天啊，这小家伙怎么这么软？！骨头都是软的吗？"

　　其实两个月大的孩子，你要揽腿抱他的话，就要让他趴在肩膀上，抱他起来的时候，要用一只手掌托着他的后背（包括脖子），另一只手托着他的屁股。所以，抱新生儿，看似简单，实则非常有讲究。

　　特别提醒那些平时做事比较粗线条的男士，一定要注意这些。

横抱

将宝宝的头轻轻放在自己一只胳膊的臂弯处，用胳膊护住宝宝背部，虎口握住宝宝的大腿，另一只手托住宝宝的屁股和腰部，将其抱起。

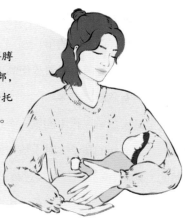

2 竖抱

一只手掌扶着宝宝的后背和脖子，另一只手托住他的屁股，将他轻轻抱起，让他趴在自己的肩膀上。

抱宝宝的错误方法

1 夹着宝宝腋下将其直接抱起

新生儿还没有发育完全，颈部很脆
弱，还无法完全支撑头部的重量。
这样抱起宝宝可能会使其颈部肌肉
和关节受伤。

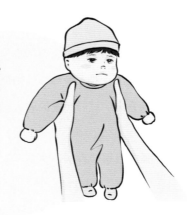

2 过分摇晃宝宝

1岁以下的宝宝大脑组织很脆弱，过
分摇晃宝宝可能会对其造成伤害。

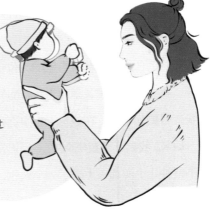

眼里只有孩子，就是金条在面前也看不见

带孩子必须要投入和专心。但有时候，这份"投入"和"专心"，也会造成一些误会。

小海绵刚会走路的时候，有一次他在前面走，我跟在后面。我一直紧盯着他，全神贯注，心无旁骛，生怕他摔倒。可能我太专心了，以至于旁边有垃圾我没看见。然后黄家的老人看到了，就跟我说："钟姐，旁边有垃圾你没看见吗？怎么不顺手捡一下呢？"我说："这时候就是地上有金条我也看不见，我的眼里只有孩子。"

这是我做月嫂一直坚持的一个原则，也是我的一种态度。我的眼里、我的心里只有宝宝，只要他安全，其他我都不会管，也不应该去管。我的主要责任和义务就是照顾好宝宝，不能让他摔倒或受伤。捡垃圾和宝宝的安全，孰轻孰重，不言自明。如果当时我分了一下心，去顺手捡了垃圾，而宝宝摔倒了怎么办？那就是我这个做月嫂的失职，是我没有做好自己的本职工作。垃圾可以过后再捡，而万一宝宝在我没看到的时候受伤，则悔之晚矣。

我认为任何职业都有自己的岗位责任和专业要求，就算是月嫂，也不例外。我做这个工作，是因为我真的喜欢宝宝，也愿意去照顾他，宝宝也让我变得更加温柔。在这份工作中，我也一直对自己高标准、严要求。

后来，我离开了黄晓明家。听说刚走没几天，黄家人在看护小海绵时，一不留神让小海绵头上磕了一个大包，一家人心疼得不行。黄家的老人说："你看看，钟姐才走几天，孩子就受伤了。"我想，那一刻，他应该就能理解我之前不捡垃圾的做法了。

看孩子，真的是一刻也不能离眼呀！

材　料　冬菇 150 克（已蒸熟），枸杞 5 克，海参 200 克，上汤半碗。

调　料　姜 2 片，黄酒、蚝油各 1 汤匙，葱花、糖适量。

做　法　1. 冬菇切片；海参焯水，切片；枸杞洗净。

　　　　2. 起锅，倒适量油烧热，放入姜片、葱花炒香，下冬菇、海参翻
炒，洒黄酒，加蚝油、糖及上汤；汁稠后加入枸杞翻炒即可。

功　效　养肝补肾，益精髓。

温馨提示：海参本身是没有味道的，要用上汤烩，味道才好。

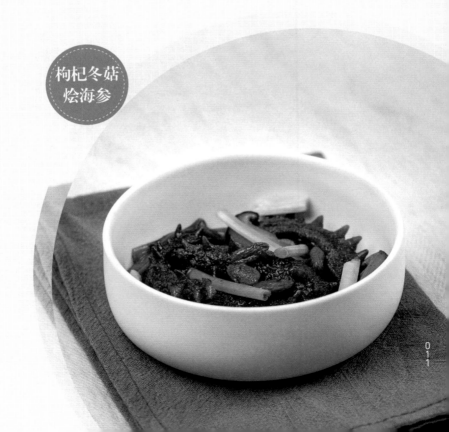

枸杞冬菇
烩海参

材　料　南瓜 150 克，猪肉碎 50 克，芦笋 2 根。

调　料　生抽、干淀粉、姜蓉各 1 汤匙，黄酒适量。

做　法　1. 南瓜去皮，切片，装碗；猪肉碎加生抽、干淀粉搅拌均匀备用；
　　　　　　芦笋切粒。

　　　　2. 起锅，倒适量油烧热，爆香姜蓉，加入南瓜、清水炒至八成熟，
　　　　　　盛起。

　　　　3. 另起锅，加一点点油，下猪肉碎炒熟，放入南瓜、芦笋粒翻炒，
　　　　　　炒至汁稠即可上盘。

功　效　补中益气，排毒养颜，清热利尿。

温馨提示：1. 适合血糖偏高和想减肥的产妇，脾虚湿热、胀气者不宜多食。
　　　　　　2. 芦笋中的叶酸容易被破坏，若用来补充叶酸应避免高温烹煮。

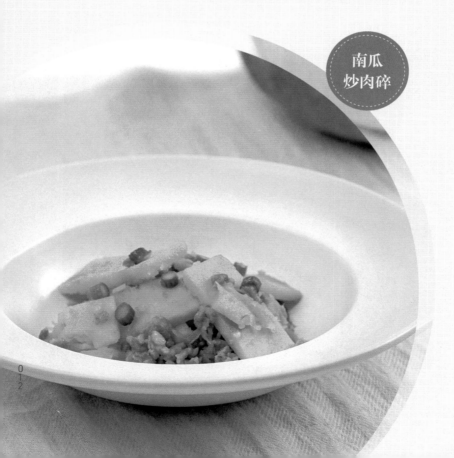

南瓜
炒肉碎

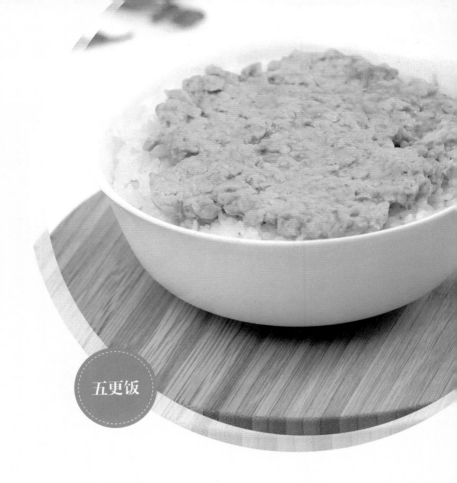

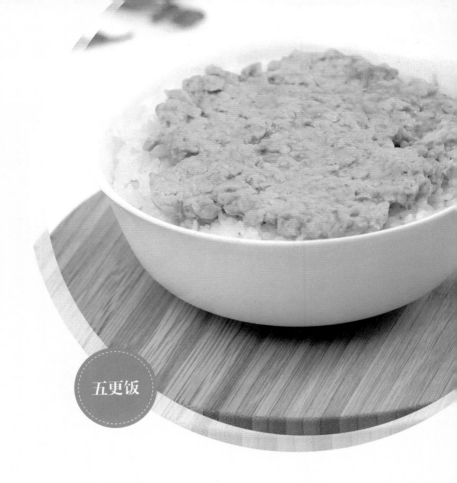

材　料　大米 150 克，猪肉碎 50 克。

调　料　蚝油、白胡椒粉、干淀粉、糖各适量。

做　法　1. 猪肉碎放入白胡椒粉、蚝油、干淀粉、糖腌渍 1 小时，大米洗
　　　　　净放入碗中，按 1:1.5 的比例加水浸泡 1 小时。

　　　　2. 将大米上锅隔水蒸，先用大火烧开，再转小火蒸至八成熟。

　　　　3. 在米饭上放腌渍好的猪肉碎，蒸 15 分钟关火，再闷 10 分钟
　　　　　即可。

功　效　健脾胃，补气血。

温馨提示：1. 吃五更饭是广东人的坐月子习俗，蒸饭、炒饭都可以。

　　　　　2. 中医认为，凌晨 3 ～ 5 点是阳气生发之时，五更饭宜在此时
　　　　　段食用。

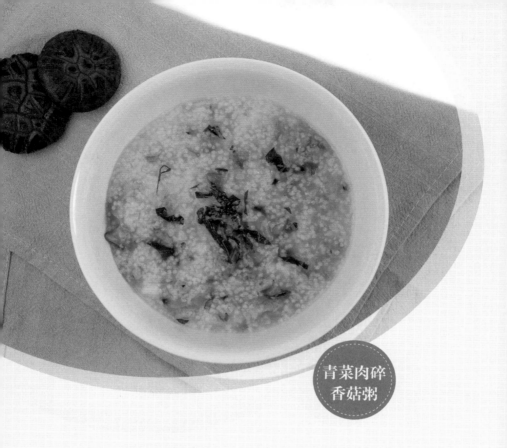

青菜肉碎
香菇粥

材　料　小米 30 克，大米 10 克，青菜 100 克，冬菇 40 克（已发好），猪
　　　　肉碎 30 克。

调　料　盐适量。

做　法　1. 小米、大米洗净，熬成粥；冬菇切碎；青菜切丝。

　　　　2. 起锅，倒少许油烧热，放入猪肉碎、冬菇，炒至八成熟，加青
　　　　　菜、盐，全部炒熟后盛起。

　　　　3. 将炒好的菜放入粥内，熬至稍滚即可食用。

功　效　滋阴养血，通利肠胃。

温馨提示：小米淘洗时不要用手搓，也不可长时间浸泡或用热水淘米。

材　料　瘦猪肉 200 克，花胶 100 克（已发好），虫草花 10 克，山药 50 克，桂圆肉 10 克，枸杞 5 克。

做　法　1. 瘦猪肉切大块，焯水；花胶、虫草花、山药、枸杞、桂圆肉洗净。

　　　　2. 将除枸杞之外的全部材料放入炖盅，加开水漫过所有材料 3 厘米左右，炖 2 小时后加枸杞，再炖 10 分钟即可。

功　效　美容养颜，润喉。

温馨提示： 1. 此汤尤其适合产后体虚者。

　　　　　2. 枸杞要最后放，否则汤会发酸，如果觉得汤的味道不好接受，可放一点点盐。

山药虫草花
枸杞炖
花胶汤

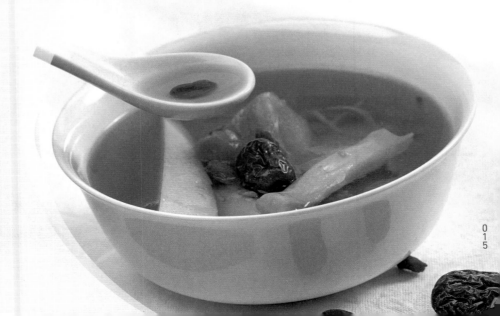

材　料　猪脚 1 只（约 500 克），莲藕 100 克，花生 50 克，干无花果 6 粒，
　　　　红枣 4 颗（去核）。

调　料　盐适量。

做　法　1. 猪脚焯水，装盘，用清水洗净；红枣、无花果、花生洗净；莲
　　　　　藕切片。

　　　　2. 将所有材料放入煲内，倒入 8 碗清水煮开后，大火煲 5 分钟，
　　　　　转小火煲约 2 小时，加盐调味即可。

功　效　润肤催乳，润肠通便。

温馨提示： 1. 此汤尤其适合产后气血虚弱、营养不良、皮肤干燥者。

　　　　　　2. 无花果一定要凉水下锅，否则煲出来的汤是酸的。

花生无花果
猪脚汤

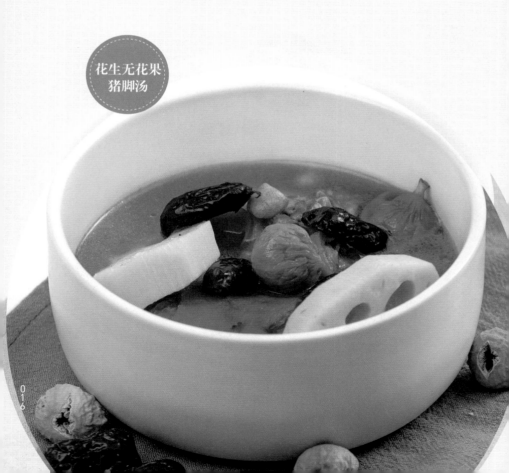

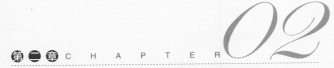

第二章 C H A P T E R 02

让产妇坐好月子，
先撩开她的味蕾

　　我服务过的家庭都说我做饭很好吃。我不敢自夸，只能说是尽自己努力做好每一道菜。我也一直在研究月子餐，不断精进自己的厨艺。毕竟，"吃"，对产妇来说，是头等重要的大事。产妇吃好喝好，身体才能恢复得好。

对不起，喂胖了您！

我服务过的家庭都说我做饭很好吃。我不敢自夸，只能说是尽自己努力做好每一道菜。我也一直在研究月子餐，不断精进自己的厨艺。毕竟，"吃"，对产妇来说，是头等重要的大事。产妇吃好喝好，身体才能恢复得好。

我在丫丫家的时候，除了给丫丫做月子餐，丫丫也会嘱托我顺便帮陈思诚做一些他喜欢吃的菜。丫丫和思诚都待我很好，所以我也乐意去做，于是时间允许的话，我会给思诚做一些菜，他吃了之后也感觉非常合口味。我在到丫丫家之前，思诚的妈妈会定期做一些家乡菜给他们送过来，因为他们家的保姆做得不是很合他的口味。自从我来了之后，他妈妈就觉得不需要再送菜过来了。

没想到思诚这一吃，就停不下来了，后果就是体重日渐上涨。有一次，他去见朋友，他的朋友说："陈思诚，你怎么变得这么胖了？"思诚说："都怪我们家钟姐做饭太好吃了，哈哈。"然后朋友开玩笑说："把你家钟姐炒了不就行了？不然你瘦不下来的。"

每次我做了菜，思诚都要拍个照，精心修图，发到朋友圈里，引得他好多亲朋好友想去他家蹭饭。但是思诚总是开玩笑说："我家钟姐只给我做饭，不会给其他人做的。"我知道，他是怕我太辛苦，觉得我会忙不过来，不好意思让我多做一些额外的工作。从这里可以看出，他是一个细心、温柔又善良的人。

在产妇家里做饭，没有把产妇喂胖，反而把她的丈夫喂胖了，想想也是挺有趣的。当然，思诚并没有无休止地胖下去，及时控制住了体重。

我把这看作一种对我厨艺的认可。我愿意精心准备每一道菜肴，因为看到别人吃得开心，就是我最大的满足。

科学坐月子，一天吃几餐？

我们知道，妈妈生下宝宝后，身体必定会损失大量能量，而最好的恢复方法就是食补，因此坐月子期间要做到合理、科学地饮食。

"我女儿身体本来就弱，生完孩子更要好好调养，一天不能给她少于六餐。"这是我到易阿姨家时，她特别嘱咐我的话。宝妈是个比较娇气的人，家里人都叫她娇娇。

看到娇娇没有反对妈妈这样的安排，我又刚去，还不太了解情况，所以就按易阿姨说的做了。那真是一段非常忙碌的日子，我之前给产妇安排月子餐，最多的也只是一天五顿，各餐的时间一般是在上午7点到8点，9点到10点；中午12点到1点；下午3点到4点，6点到7点。从时间上看，已经很密集了，这比较适合大部分产妇。

但易阿姨让给娇娇做六餐，那我只能多安排一次夜宵了。

这样过了十天，有一天娇娇称重的时候大呼："天啊，我怎么胖了这么多？'卸货'完了比不'卸货'还重！钟姐快来，这是怎么回事啊？！"

怎么回事？一天吃六顿，就是再合理搭配，也会营养过剩的。

易阿姨看了，不以为意地说："胖怎么了？胖了抵抗力强，再说孩子不是还要吃奶吗，这部分营养你要给她准备足，不胖不行？"

其实很多人都误解了奶水在身体里是个什么样的存在——奶水并不额外需要营养供给，只需要产妇自身营养全面、刚刚好就行。我见过很多因为怕奶水不够而补得过头的产妇；身体胖了，奶水反而不够的也有。

我趁机和她们说："娇娇的身体本来就不错，再说顺产也很顺利，没有失血的事情发生，所以正常地补充营养就够了。其实不用一天六顿饭这么吃的。"娇娇听了，冲着妈妈大叫："妈，都是你啦，非让我一天吃六餐，这么吃下去，月子没出我都成个大胖子了！"然后回头和我说："钟姐，您明知道这样吃会胖，怎么还给我做那么好吃的饭菜啊？以后我坚决不吃那么多了，太恐怖了！"

我有些尴尬，有时候面对多位"老板"总会有这样的情况，一家人意见不一致，但我只能照一个人的意见做，做完之后难免有人埋怨。

我眼睛看着娇娇，实际是对易阿姨说："你妈妈心疼女儿呀，你要理解。我呢，是刚来的时候不知道你的身体情况，只能按易阿姨的建议给你补啦。你每天吃那么开心，我难道还能自己做主减掉你三餐？"

娇娇娇气，但通情达理，听了我的话哈哈大笑："钟姐，你有没有发现很好玩？你说减掉我三餐，可还剩三餐呢！不行不行，我不要一天六餐了，你减掉我的一日三餐，给我剩一日三餐吧！"

我们听了，都笑起来。后来我并没有立即减掉三餐，而是循序渐进地慢慢给她调整食材和食量，娇娇的身体情况越来越好。

产后第一餐：党参圆肉枣仁莲子糖水

我刚见到李太太的时候，吓了一跳：孩子已经生下一周了，她怎么还这么虚弱？双眼眼窝深陷，面黄肌瘦，有气无力。

我问他们家里人，生产的时候是不是发生了什么事情。

李先生摇摇头说："生的时候是剖腹产，也没有发生什么事情。我怀疑是我妈给她做的月子餐太油腻了，她可能是肠胃受不了，才这样。"

经过详细了解才知道，这家的婆婆出于心疼儿媳的好意，在儿媳产后可以正常进食后，就给她做了红烧鱼、红烧肉等。

这是儿媳孕期最喜欢的食物，吃了几个月也没见吃出什么问题，可现在不行了，儿媳一吃红烧鱼就拉肚子，把人都拉虚脱了。

其实产妇生下孩子后，身体因发生一系列变化，脏腑功能也受到了较大的影响，特别是胃功能很弱，这个时候突然进食大鱼大肉，产妇很容易拉肚子，因为微弱的胃在排斥这些食物。

那么，产后的第一餐应该吃些什么呢？可以吃一些暖胃和易消化的食物，让身体慢慢恢复。一般来说，我还会建议产后妈妈吃一些山药、桂圆，因为这些食物能够补血益气，促使身体尽快恢复到正常状态。另外，这时让产妇吃一些鲤鱼可以利尿，防止产后身体浮肿。

通过进一步了解李太太的情况，我给虚弱的宝妈做了一道糖水，党参圆肉枣仁莲子糖水，是这样做的：

准备食材：党参 15 克，炒枣仁 15 克，桂圆肉（干）8 粒，莲子 20 克。将这些食材洗净，放在汤锅里煲 30 分钟以上，直到莲子软糯。这道糖水的功效主要是养血、养肝和安神。需要注意的是，痰湿者不能喝。

李太太喝了糖水，感觉身体舒服多了，肠胃不那么难受了，人的精神也好多了。

哺乳期忌口：韭菜回奶，高盐伤肾

在香港和内地，我都遇到过几世同堂的人家，一些老人的"月子规矩"非常奇怪和落后。比如产妇不能夜行，不能见陌生人，不能动用剪刀、菜刀等利器，不能吃章鱼、鹅肉，等等。这些规矩，一些老人只是作为亲历故事讲给子孙辈们听，至于他们信不信、听不听，不会太在意。

尽管我对很多古怪的坐月子的禁忌不以为然，但无论从宝妈的身体恢复还是宝宝的身体健康方面着想，还是需要一些"月子禁忌"的。

比如，有些食物对人身体的影响，在产妇身上就会表现得很突出。

我讲一个香港妈妈琳达的故事。

琳达是香港典型的"香蕉孩子"，外黄里白。她一直生活在国外，结婚后才回到香港。她接受的教育和她所接触的人，让她的"月子观"几乎都是西方那一套，要不是家里有个她最爱的外婆管着她，估计凉水澡都冲几次了。

"现在的食物都是人类经过几千年精心挑选的赖以生存的东西，它们对人的身体都是友好的，什么都吃，身体营养才更有保证。"这是我们在挑选食材时，她和我说的一番话。

她是这样说的，也是这样做的。她特别爱吃巧克力，还爱吃洋葱沙拉，总之是啥都吃，百无禁忌。

可是我担心宝宝啊！

我说："琳达，你现在吃东西要考虑宝宝，不然的话这些东西影响到他就不好了。"

"哈哈，钟姐，人体应该是个大的加工厂，吃什么东西它都能转化成营养，怎么可能我吃什么等于宝宝吃什么呢？"她满不在乎，跟我辩解。

结果，过了不到三天，宝宝的食欲开始变差，而且开始出现肚子胀气的现象。

看着痛苦的宝宝，我一边给他按摩，一边严肃地和琳达谈："洋葱不能再吃了，孩子的胀气估计和你吃这些有关系。还有那个巧克力，也会影响宝宝的食欲，也不要吃了。"

"钟姐，我感觉你和我外婆是一派的，好多稀奇的中国知识。"琳达冲我吐吐舌头，开玩笑地说。

但是鉴于宝宝已经有明显的反应，她还是按我说的做了，不再吃这几样东西了。两天后，宝宝才缓过来。这下，她算是相信了。

对哺乳期的妈妈来说，一定要考虑到自己吃下去的东西会对自己的身体和孩子产生影响。比如，韭菜、麦芽（包括含麦芽的食物）等食物有"回奶"的作用，最好不要吃。

高盐食物要忌口，尽量控制盐的摄入，如咸菜、梅干等腌制类的东西少吃或不吃，如果产妇每天的盐量摄入过多，就会加重肾脏的负担，使血压升高，甚至产生水肿。

当然，也不是完全不吃盐，盐中含有人体必需的物质——钠，如果人体内缺钠，就会出现低血压、头昏眼花、恶心、呕吐、无食欲、乏力、容易疲劳等，如果产妇钠的摄入不足，影响了体内电解质的平衡，就会影响食欲，进而影响泌乳，从而间接影响到婴儿。所以，那种给产妇吃完全不加盐的鱼汤、猪蹄汤的做法也不对。

那么吃多少才合适呢？成人每天需盐量为 4.5 ～ 9 克，正常量的盐摄入不会给人体带来损害。所以，月子里的产妇不能过多食盐，也不能忌盐。

味精能不能吃？可以吃，但不要过量，因为味精中的主要成分谷氨酸钠被婴儿摄入后，可能对婴儿发育有不良影响，特别是 12 周以下的婴儿，可能会造成婴儿智力减退、生长发育迟缓等不良后果，因此产妇在哺乳期最好少吃或不吃味精，千万不要因贪图味道鲜美而因小失大。

另外，采用剖腹产的产妇，食用的所有食物和饮料，最好都是温热的，不要吃凉的东西，包括水果，也最好要用热水温一下再吃。

我也非常不建议吃反季节的蔬菜水果，因为反季节的蔬果营养含量比当季的要差一些，还有，反季节的蔬果很可能含有一些催熟剂，这些添加的成分会经由哺乳影响宝宝健康。

要说最常见的因为哺乳妈妈饮食不慎影响宝宝健康的例子，可能要属过敏了。当然，对有些食物，并不是所有人都会产生过敏反应，但确实可能对某种食物妈妈不过敏但宝宝过敏，所以这就需要妈妈们多观察宝宝皮肤上是否出现红疹。如果宝宝身上突然出了红疹，排除掉其他可能因素，就要考虑一下是不是妈妈吃了什么过敏性的食物，又通过奶水影响到了宝宝。

关于吃药，虽然大部分药物在正常剂量下，都不会让宝宝受到影响，但仍建议哺乳妈妈在看病时主动告诉医生自己正在哺乳，以便医生开出适合的药物。

另外，宝妈应尽量在乳汁内药的浓度相对低时给宝宝哺乳，这样宝宝才会更加安全。

除了饮食外，坐月子的产妇也要少被外人打扰。

我记得歌手范玮琪生她的双胞胎宝宝时，网上有她朋友去探视的照片和新闻。其中大小 S 姐妹去得最晚，并不是因为怠慢朋友，而是她们觉得应该让产妇有足够的休息时间。还有，照片上很明显地看到，除了大小 S 姐妹戴了医用的防护口罩，其他人去探望时都没有采取任何防护措施。

从月嫂的角度来说，我更欣赏大小 S 姐妹的做法。尽管在大家的观念里，生孩子是件大喜事，第一时间去道贺是理所应当的，但是事实上，很多产妇生完孩子后应做的第一件事是好好休息，而不是应酬来来往往的亲朋好友。很多朋友入室探望，一是会影响产妇和宝宝的休息，二是来访者会带进来很多病菌，增加产妇和宝宝感染疾病的风险。

所以，最佳的探视时间应该在孩子满月以后。至于民间说的月子里产妇不要外出到别人家，以免给人家带来霉运，听听就算了，我宁愿相信这种说法是对虚弱产妇的一种保护。

月子餐的阶段性标准有什么不同

室内装修得金碧辉煌，像进入了宫殿。菲佣穿着整齐的衣裳，在各自忙碌着。我随着婆婆来到了楼上，宝妈正躺在床上休息，蓬松的头发在枕头上显得有些凌乱。宝宝在她的旁边睡得正香。

婆婆并不在意儿媳妇在休息，依然嗓门很大地对我说："这就是我们家媳妇和孙子，以后麻烦你了。"媳妇显然是听到了婆婆的声音，睁开眼睛看了看我，微微抬起身子，说："钟姐好。"我点了点头，说："你赶紧休息吧。"宝妈立刻坐了起来，说："我休息好了，一会儿要给孩子喂奶呢。"说完胆怯地看了看我身边的婆婆，那样子好像做了错事的小孩儿。看着媳妇这样，我心里挺不舒服的。这又是一个委曲求全的姑娘啊！

孩子吃母乳，不需要我给他冲奶粉。在孩子吃奶的过程中，我就问宝妈饮食上和生活习惯上有什么特别的要求。

这个时候的宝妈，和婆婆在面前时有些不一样，她说："你要每天给我炖猪蹄，市场上有什么稀奇的水果给我来一点儿，另外我每天还要喝新鲜的果汁。"

我听了以后并没有觉得奇怪，因为之前也碰到过这样的宝妈。我耐心地对她说："你说的这些食物有一些是不适合吃的，有一些是到月子中期和晚期才要吃的。我们还是按照标准的月子餐来吧，以免把身体吃坏了。"

她显然有点儿不高兴了。我说："我有责任对您和孩子的健康做一些适当的安排。"她听了，满脸不满，但也没说什么。

在婆婆面前唯唯诺诺，在外人面前凶巴巴的。

产妇刚生完宝宝，肠胃比较虚弱，暂时不能喝进补的汤，只能给她喝一些清补的汤水，比如猪肉精华液，还有用山药、龙眼、枸杞煲的骨头汤或者瘦肉汤。

到第二个星期，可以喝一些鸡汤了，但是鸡汤也不宜做得太复杂，纯鸡汤或者简单加一些山药，基本上就可以了。

到了月子中后期，可以给产妇进补了，但是要先给她清清底。怎么清呢？就是喝一些去湿的茶水，待她身体里的湿气排出了以后，再进补，才能更好地吸收。

进补的后期，可以加一些虫草、花胶、石斛等；在差不多快满月的时候，如果产妇的腰不是很好，觉得腰很累，可以加一些鹿尾。

再说蔬菜和水果。在月子早期，一般以绿色的菜为主，比如菜心、菠菜、西蓝花等。瓜类是不建议吃的，因为大部分瓜性质都比较寒凉，可以到中后期再吃。早期水果也只能吃苹果跟橙子，因为这两种水果性质比较温和，不会对脾胃造成不良影响。后期可以再加些猕猴桃、草莓、火龙果。

基于以上原因，我并没有按照宝妈的要求去做菜做饭，而是选择做我搭配好的月子餐。因为饭菜味道比较可口，她从一开始的抗拒，到后来吃得非常开心。我们的关系，也在我的真心付出中亲密了很多。

有一天，当我做好饭叫宝妈吃饭的时候，发现宝爸不知道什么时候回来了。他和宝妈在房间里嘀咕着，宝宝就躺在旁边。不一会儿两个人就争吵了起来，声音越来越大。宝宝哭了起来。我赶紧上去把他抱了起来，转身离开了房间。

过了一会儿，宝爸出来了，一脸气呼呼的样子，饭也没吃就走了。我赶紧上楼看宝妈，她流着眼泪坐在床边上，惹人怜爱。我走上前说道："不要太伤心了，对身体不好。你还在喂母乳呢，万一奶水回去了就麻烦了。"

她看着我说："钟姐，您不知道我的苦衷。我家条件一般，但我自身条件很不错，别人都羡慕我嫁了豪门，觉得钱可以随意花。可我实在没想到他们比一般的人家更抠门。一个月就给很少的钱家用，根本不够花。"

我安慰道："这也正常，我去过的大多数家庭都是这样的，越是有钱，对钱的管理越仔细。看开一点，等坐完月子就自由了，可以去上班。自己赚钱养自己最好。"宝妈无奈地看着宝宝，说："我还不是为了他着想，希望能多存点钱给他。"我说："这个你不必多虑，他们的孙子他们自然会管。"宝妈叹了口气，双眼茫然地看着窗外。

我觉得宝妈这种心态，真的需要及时改变——靠着自身优秀的条件，想着嫁入豪门就一生无忧、吃穿不愁。事实是你越这么算计，人家对你就越苛刻。

我抱起宝宝，说"你赶紧吃饭吧"，就出去了。饭桌上坐了五个人，原来是宝宝的姥姥和姥爷来了。

那天在厨房的时候，我并没有听说两个老人要过来，婆婆也没有要求菲佣添菜。我一看桌子上的菜基本上和平时是一样的，心想：平常的家庭来了客人，也要添菜添汤的，这家人真的有点过分。看来亲家之间也存在很多问题。他们见我把宝宝抱下来了，都欢欣异常。姥姥从我手里接过孩子，姥爷也过来捏捏孩子的脸，逗弄着。婆婆严肃中透着点儿不耐烦，他们两个见状赶紧坐回了座位。我在心里轻轻叹了口气：这就是门不当、户不对的结果呀！

宝妈一家人在这个家里得不到应有的礼数和待遇，是他们在社会上的地位和经济水平导致的。两家人在这方面相差太大，即使夫妻两人很相爱，但随着结婚日久，日子趋于平淡，不少问题就会显露出来，再好的关系也会被磨灭。

在和宝妈的接触中，我发现宝妈确实是一个能力超强的女性，学历和口才都是相当好，没生孩子之前也很独立，但有了孩子后心思就不一样了，总想着依靠老公，总想为孩子争些什么。

我在这个家里做了六个月，这期间我和婆婆的关系、和宝妈的关系一直很好，但是她们之间一直有隔阂。婆婆总觉得儿媳没有豪门气质（其实她所说的豪门气质是什么，我一直不能理解），市井气太浓，还担心孙子跟着这样的母亲，也会失了豪门的范儿，长大了不够优秀。但是她又怕管得太多会影响家庭的和谐，所以有些情绪是一直压抑着的，但心里一直不舒服。

宝妈这边，则一直为婆婆的态度而愤愤不已，又没有底气去当面问责，只能私下要求和宝爸搬离这个家，自立门户。但是宝爸却认为完全没必要，他从小一直随母亲生活，已经习惯了；再则，如果他们搬出去，母亲一个人生活，一方面会让母亲没面子；另一方面，会让渐渐年老的母亲过于孤单。

偏见、隔阂、缺少沟通，这是我所服务的家庭中，成员关系最复杂和让人最不舒服的一类。旁观者清，从我对这个家的理解来说，解决问题的关键，还是需要宝妈独立。我曾私下里和宝妈沟通，这种情况不利于家庭中任何一个人的身心健康，应该及时找到改善关系的方法，而不是这么一直别扭地生活下去。女人在任何阶段都需要独立，才会在家庭中得到相应的尊重。

多年过去了，不知道随着可爱的宝宝的长大，他们的关系有没有改善。默默祝福吧。

材　料　鲫鱼1条（约400克），青木瓜200克，无花果6粒，花生
　　　　50克。

调　料　姜2片，盐适量。

做　法　1. 起锅，倒适量油烧热，将鲫鱼煎至两面金黄，盛起备用；青木
　　　　　　瓜去皮，切块；花生、无花果洗净。

　　　　2. 煲内放水、青木瓜、花生、无花果烧开，放入鲫鱼、姜片，大
　　　　　　火煲10分钟，转小火煲1小时，加盐调味即可。

功　效　平肝和胃，通乳养颜。

温馨提示：鲫鱼肚子里的黑膜一定要撕干净，否则汤会腥。

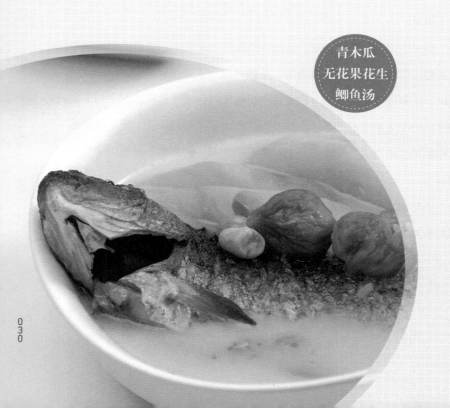

青木瓜
无花果花生
鲫鱼汤

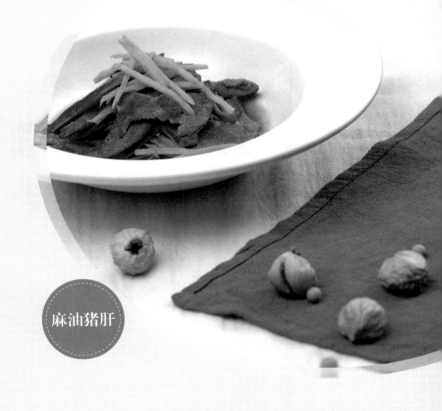

麻油猪肝

材　料　猪肝 200 克，上汤半碗。

调　料　姜丝、麻油、黄酒各 2 汤匙，盐适量。

腌　料　生抽、姜丝、黄酒各适量。

做　法　1. 猪肝洗净，切片，装入碗中，加腌料腌渍 30 分钟。

　　　　2. 起锅，倒适量油烧热，加入姜丝炒香，倒入上汤、黄酒烧开后
　　　　　　关火，放入猪肝、麻油，闷 10 分钟即可。

功　效　有助排除恶露，暖胃去风。

温馨提示：1. 猪肝不可多食，每周吃 2 ～ 3 次即可。

　　　　　2. 猪肝不能煮太熟，否则会变得很硬。

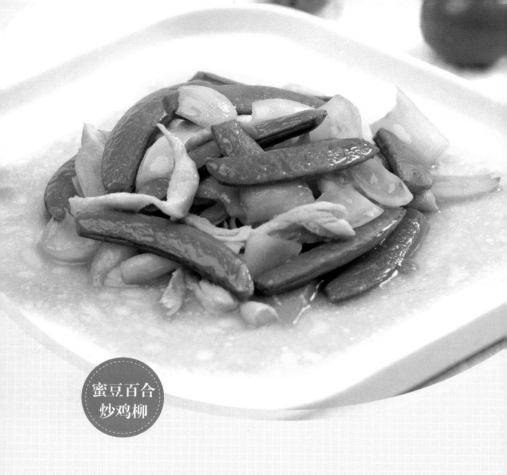

蜜豆百合炒鸡柳

材　料　鸡柳 100 克，蜜豆 50 克，鲜百合半只，胡萝卜 1 段。

调　料　姜 2 片，蚝油 1 茶匙加水 2 茶匙搅匀，糖适量。

腌　料　蛋白 1/2 只，蚝油 1/2 茶匙，淀粉 1 茶匙。

做　法　1. 胡萝卜去皮，切片；鲜百合剥成瓣，洗净；蜜豆撕去老筋，洗净；鸡柳洗净，切粗丝，下腌料腌渍 1 小时。

　　　　2. 将鸡柳放入沸水中煮至七成熟，捞起备用；胡萝卜、蜜豆、百合也先后放入沸水中焯好捞起备用。

　　　　3. 起锅倒适量油烧热，放入姜片爆香，倒入全部材料翻炒，加入蚝油水、糖，略炒片刻即可。

功　效　润肺明目，去水肿。

温馨提示：鲜百合洗净后，放入开水中浸泡一下，可除去苦涩味。

材　　料　公鸡半只（约 500 克），花生 50 克，木耳 4 朵（已发好），红枣
　　　　　6 颗（去核），黑糯米酒 2 碗。

调　　料　姜丝 10 克，芝麻油 2 汤匙，生抽 1/2 汤匙。

做　　法　1. 公鸡洗净，切块，焯水，捞出备用。

　　　　　2. 起锅倒芝麻油烧热，炒香姜丝，放入鸡块煎至金黄，加入红枣、
　　　　　　 木耳、花生，再加入黑糯米酒，中慢火煮约 1 小时（不用加
　　　　　　 盖），加生抽调味后即可食用。

功　　效　温中补虚，防止便秘。

温馨提示：1. 适合产后体内虚寒、气血虚、乳汁少的产妇食用，哺乳妈妈
　　　　　　　可在进食 2 小时后哺乳。

　　　　　　2. 感冒、发热、咳嗽患者忌食。

　　　　　　3. 开盖煮是为了让酒精充分挥发。

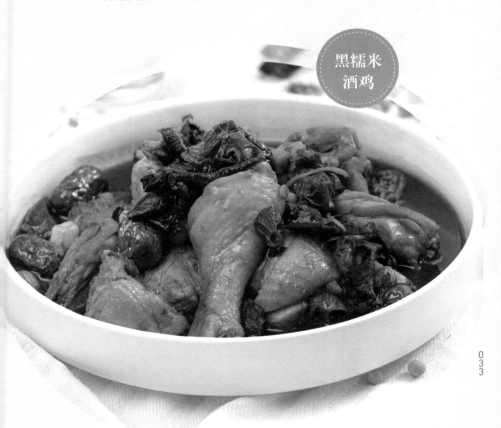

黑糯米
酒鸡

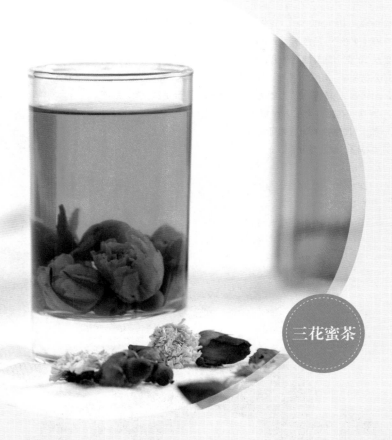

三花蜜茶

材　料　干玫瑰花、干菊花各 15 克，干月季花 10 克。

调　料　蜂蜜适量。

做　法　1. 玫瑰花、菊花、月季放入煮茶壶中，按下开关煮花茶。

　　　　2. 煮好后加入蜂蜜即可。

功　效　活血美容，降压明目。

温馨提示： 1. 适合情绪不宁、焦虑烦躁的产妇。

　　　　　　 2. 气虚、便秘、阴虚火旺、胃寒、腹泻者不宜饮用。

　　　　　　 3. 月季花可用佛手柑代替。

材　料　大米 1 汤勺、陈皮适量。

做　法　将大米炒黄后，和陈皮一起用水煲 20 分钟即可。

功　效　健脾理气，燥湿化痰，助消化。

温馨提示：1. 全天喝代茶，不用喝清水。

　　　　　2. 产妇在产后前两周喝代茶，两周以后，就要增加一些其他材
　　　　　　料（党参 6 ～ 15 克，黄芪 5 ～ 10 克，南枣 4 粒）一起煲水喝。

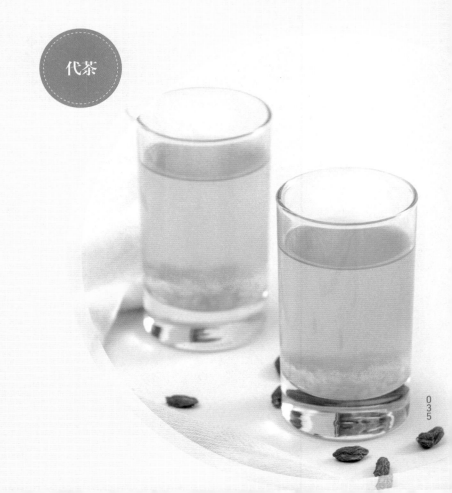

代茶

03

给孩子珍贵的黄金母乳

孩子出生后，第一件事就是解决他的吃饭问题。吃奶这件小事，其实麻烦也很多，特别是对第一次生娃的宝妈来说。宝宝出生后，是吃母乳还是吃奶粉好？如果身体条件允许，当然母乳喂养好，但有时产妇身体状况不佳，奶水不够，这时可以考虑从月子餐上想办法。

好的下奶汤和回奶汤

很多人问我，宝宝出生后，是吃母乳还是吃奶粉好？如果身体条件允许，当然母乳喂养好，但有时产妇身体状况不佳，奶水不够，这时可以考虑从月子餐上想办法。

我讲讲丫丫的故事。

佟丽娅的儿子出生后，她坚持要母乳喂养宝宝，而她家人以及医生和我都不太赞同这个决定。因为丫丫身体比较瘦，我们都担心她进行母乳喂养会给身体带来一些负面的影响。但因为宝宝比较喜欢直接吃母乳，不愿意吃奶瓶，所以在这件事上，丫丫态度特别坚决。她甚至告诉我们，如果再劝她，她就带孩子去别处。

她坚持到这个地步，我们什么也不敢说了。但是医生说："你可以喂母乳，喂养时间不少于 3 个月，不超过 6 个月，不要喂太久。"

可是，她坚持喂了 1 年多。我觉得她很了不起。

作为月嫂，面对这样的情况，肯定是责任重大。既然母乳喂养已改变不了，我立刻着手做一些下奶的汤和针对性补充营养的菜。丫丫保留着新疆人的习惯，以前只吃羊肉，不吃猪肉。我过去以后，出于营养均衡的考虑，告诉她一定要养成吃猪肉的习惯。另外，因为她太瘦，所以我特意调了菜谱，做一些让她能变得胖一些的菜和汤，而且用猪肉煲汤，用猪肉做菜。

过了一段时间，丫丫的口味是调整过来了，但是体重增加得并不明显，倒是陈先生明显胖了很多。

我给丫丫做的第一道菜是圆肉花胶炖鸡汤：

准备鸡半只（约 600 克），瘦猪肉 100 克，花胶 50 克（已发好），桂圆肉 10 克，红枣 4 颗（去核）。备好适量的盐。先将鸡和瘦猪肉焯水，然后用清水洗净，把花胶、桂圆肉、红枣也洗净。将所有材料放入大炖盅内，再注入开水，隔水炖约 3 小时，加盐调味即可。这道汤具有补血养颜、养心安神的功效，十分适合产后乳汁分泌不足的产妇食用。煲鸡汤时放些瘦猪肉，可令鸡汤味道更鲜美，还有滋阴润燥的作用。

我做的第二道菜是花生木耳红枣鲫鱼汤：

准备鲫鱼 1 条（约 400 克），瘦猪肉 100 克，干木耳 2 朵，花生 50 克，红枣 4 颗，姜 2 片和适量盐。将鱼清理干净，沥干水，锅中倒油、放姜片，把鱼煎香备用。将花生和瘦猪肉一起焯水备用。木耳泡发、去蒂，再与瘦猪肉、花生、木耳、红枣一起放入煲中，加水，水开之后放鲫鱼，大火煲 5 分钟后改小火煲约 1 小时，加盐调味即可食用。

这道菜的作用是催乳和清肠胃。鲫鱼有黑白两种，白鲫鱼鲜味较浓。鲫鱼清理干净后，放入盘中，倒入适量黄酒腌一会儿，能去除腥味，使鱼肉鲜美。

我给丫丫做的所有汤水，都在蔬菜、脂肪、蛋白质摄入上尽量做到合理配比，碳水化合物也是必不可少的。合理地安排饮食，就能合理地控制体重，还能保证奶水的充足，真正做到既不要长肉，奶水也不能少。

丫丫很愿意配合我的饮食安排，也愿意按我安排的进餐时间来吃饭，她的体质适合少吃多餐，自己不长肉，也不会让宝宝饿着。我选的食材都是少油或去油的，在加工过程中也不会用到太多油，基本都是鸡汤、鱼汤或素汤，高蛋白，还有丰富的氨基酸，营养很全面，所以丫丫的身材很快就恢复了，母乳喂养也比较顺利。

这里我要提醒大家，月子食谱很重要，也能调理身体，用对了食谱，下奶汤和回奶汤一般也都会很快发挥作用。但食物毕竟不是药，在效用上各人差异会比较大。

每个人应该根据自身的实际情况，以及宝宝的实际情况，有针对性地进行食疗。如果认真按食谱进餐一段时间后没有达到想要的效果，那就要考虑采用中药或者其他方式了。

另外，无论是日常生活中，还是像月子中这样的特殊时期，我建议女性朋友们一定不要挑食，尽量保证每天的饮食营养摄入是均衡的，不要喜欢的一直吃，不喜欢的就一点不吃。因为无论是备孕、怀孕、生产，还是平时的身体保健，都是需要具备各种营养素的。

◇◇◇ ◆小贴士◆ ◇◇◇◇◇◇◇◇◇◇◇◇◇◇◇◇◇◇◇◇◇◇◇◇◇◇◇◇◇◇◇◇◇◇◇◇◇

下奶食材怎么选？

众所周知，木瓜下奶比较有效，不过黄色的木瓜下奶效果几乎为零，一定要用青色的木瓜炖鱼才有效。

还有，把气血补上来，才能真正使奶水充足。这时需要喝一些补气血的汤，黄芪、党参加龙眼肉，再放一点南枣煲水喝，每天都要喝。还有，想奶水充足一定要吃碳水化合物。

1 摇篮式

坐在有靠背的椅子上，或倚在床头，将宝宝抱在怀里，让宝宝的头枕在自己的臂弯处，用前臂和手掌托住宝宝的身体和头部，另一只手托住宝宝的屁股。宝宝面向自己，与乳房高度平齐，尽量贴近自己。

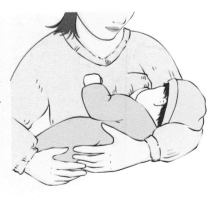

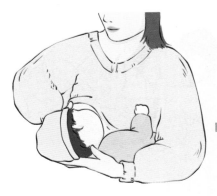

2 交叉摇篮式

与摇篮式相似，只是需用手托住宝宝的头，用前臂托着宝宝的背部。如用右侧乳房喂奶就用左手托，反之亦然。

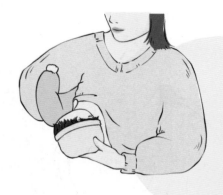

3 橄榄球式

将宝宝抱在身体一侧，像夹橄榄球一样夹住宝宝双腿，然后用手托住宝宝的头颈部，用手臂支撑其背部。同时另一只手托住自己的乳房。此种方法适用于剖腹产、乳房较大、乳头扁平、乳头内陷、宝宝太小、给双胞胎哺乳等情况。

4 侧卧式

侧卧，与宝宝面对面，使宝宝的嘴与乳头平齐，用一只手搂着孩子的身体，另一只手将奶头送到孩子嘴里。这种方式适用于早期喂奶、剖腹产等情况。

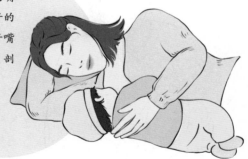

注意：喂奶时，需要帮助宝宝张大嘴，含住乳头和大部分乳晕。

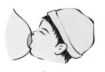
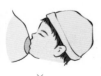

√   ×

如何判断新生宝宝的饭量？

孩子出生后，第一件事就是解决他的吃饭问题。好在他有全智能、随叫随到的移动餐源——妈妈。但吃奶这件小事，其实麻烦也很多，特别是对第一次生娃的宝妈来说。

阿林是理工科学校毕业的，在一个研究所做科研工作，据说是研究高精密仪器的。她和我见到的大部分妈妈都不一样，虽然心思也细腻，但不多愁善感，不会动不动就淌眼抹泪的。对于孩子的喂养，也一板一眼，几近军事化管理：墙上贴了一个时间表，几点喂奶，几点哄睡，几点做操，几点交流……

现在的年轻人，很多都是用这样的方式喂孩子，隔几个小时喂一次，一次多少量，都要丝毫不差。

阿林就是这样，宝宝一定要按她制定的标准来。

有一天，我看她拿着一个泵奶的工具，在看上面的说明。我很奇怪："阿林，买这个干什么？你是要出远门，还是怎样？"

阿林充满信心地一笑："钟姐，我感觉这个小家伙有点不靠谱，吃奶的时候我给他吃，他能一直吃，不知道是不是超标了。我准备泵出奶给他吃，这样能看到到底吃了多少，吃多少才能吃饱。"

我听了大为吃惊：好好地喂奶不行吗？没见过守着孩子，还要泵奶给孩子吃的。我笑着说："我不赞成你这样对待我们宝贝。奶在身体内才是最新鲜的，你泵出的多了少了的，多麻烦！如果多了，你不得存起来？再说也没刚从你乳房流出来的新鲜啊。这个怪主意，还是打消的好。"

"钟姐，您就别管了，我一定要按这个方法来，不然我心里都没底儿，小家伙到底饭量有多大。"

阿林说干就干，直接拿着泵奶器开始吸奶，一边吸一边对哇哇哭的宝宝说："儿子，等一下哈，妈妈马上给你上饭。"

吸奶器吸得她龇牙咧嘴不说，好不容易吸出来的奶，直接被孩子拒绝了——吃不惯硅胶奶嘴，就喜欢妈妈的真奶头。

阿林满头大汗，宝宝委屈大哭，我不满地劝解，最后还是宝爸来了，这个做特警的"钢铁直男"看着我们这个场面，直接问宝妈："是你吃饱撑的没事干，还是宝宝吃饱撑哭了？"

阿林抹了一把汗，尴尬地说："我这不是量化喂奶吗，好知道他饭量多大。"

"得了，得了，您就知道您自己吃多少得了，我儿子吃多少随他意。"

一是儿子实在不吃硅胶奶嘴，二是泵奶太麻烦，阿林最终还是放弃了自己的计划。

其实从我个人经验来说，并不建议哺乳的妈妈这样做。人类是自然的一部分，孩子也有他的自然属性：饿了吃，困了睡，而且每个孩子的饭量还不一样，每个年龄段的标准也不一样。

比如同样是三个月大，可能他家的孩子吃 100 毫升奶就饱了，但你家的需要吃 150 毫升才行，你非只给他准备 100 毫升，那孩子只能饿着。其实最主要的就是看宝宝自己的需求，如果他吃完了以后，还要转着头再找，我们就再加一点，宝宝不找了，觉得吃得很满足，想睡了，你就让他睡嘛。

存母乳的注意事项

1. 容器：不使用金属类的存储器，因为此类容器会影响母乳的品质。要用存奶专用的袋子，并一定密封严。

2. 存放时间：尽量短时间内喝完存奶，长时间冷冻的奶，容易使部分消化系统弱的孩子腹泻；已经加热而没喝完的奶要倒掉，不能再次冷藏。

3. 母乳分层：存放的母乳出现分层的现象，是正常的，加热后摇匀喂给宝宝即可。

化妆品使用不当会影响母乳

对素颜不出门、拍照要美颜的现代女性来说，能够熬过不用化妆品的孕期，已经做出了特别大的牺牲了。

可孩子生下来后，由于忙碌、哺乳等原因，依然不能化妆，更是很多妈妈的痛点。

阿美就是其中一个。阿美属于化妆等于换头那种美女——不化妆的时候，看起来也就是普普通通的样子，化完妆后整个人简直可以用惊艳来形容。但我见到她的惊艳，是在她手机保存的照片里，而我天天面对的，则是她不施粉黛的素颜模样。

"钟姐，你是不知道我化妆的样子。我实在不想让你看到我现在这个样子，其实也很少有人见过我不化妆的样子，你就是为数不多的几个人之一。"

月子的前几天，她几乎天天都要给我唠叨这几句话。

有一天，我看到宝宝吃完奶非常可爱的样子，就拿起手机拍。她大惊失色："钟姐钟姐，不要拍不要拍，等我躲一下！"然后把孩子放到床上，飞快地躲到一边。

我不禁大笑："阿美，你这是干吗啊？和宝宝合个影都不敢啊？"

"不行不行，我素颜的样子，一定不能让任何人知道。"

"那我都看了你的素颜这么多天，你是不是要趁夜里把我搞失忆了啊？"我实在忍不住笑，一边和宝宝拍照，一边和她开玩笑。

她也笑起来，和我说："钟姐，我查了很多牌子的化妆品，可以用的。都是天然的材料，我哪天非要化个精细的妆容给你看看。"

我向外努努嘴说："那你要看看你妈妈的意思呢。"

阿美听了，垂下了头："她不知道的时候，我就要化……"话没说完，我就听到有着浓重上海味儿的阿美妈妈的声音传来："你别想了，给孩子喂奶期间，敢化妆试试？我立马走人，以后都不管你们这摊事儿了。化什么化，骗谁呢？假眉毛、假眼皮、假睫毛，一堆化学药品搞到脸上，再吃下去，还想给我宝贝外孙吃，想得美！"

这个宝妈的爱美之心，被她自己妈妈打碎了一地，还要踩上两脚。我都有点同情她了。好在母女的互怼是日常，不但不暴力还很生动形象有爱，所以大家都见怪不怪了。

其实阿美妈妈说的，虽然尖刻，但也不算没道理。因为宝妈生产完后，身体比较虚弱，免疫力下降，化妆品中所含有的重金属或人工化学成分，可能会更容易通过皮肤渗透到血液里，不但对宝妈身体不利，还会影响到母乳的质量，不利于宝宝的身体发育。这也是为什么有些宝妈生产完之后，皮肤变得更加敏感，使用之前用过的化妆品也会发生过敏。举例来说，口红由多种蜡质、油脂、香料和颜料配制而成，所含的羊毛脂成分较多，能吸附空气中对人体有害的重金属元素、各种致病微生物，同时具有一定的渗透作用。另外，市面上的美白产品、祛斑产品都或多或少含有铅、汞等重金属成分，而这些重金属一旦通过毛细血管吸收进入体内，不但对哺乳妈妈有害，对吃奶的宝宝更是为害无穷。

其实宝妈平时多喝温开水，补充身体水分，也可以起到改善皮肤的作用。

所以，刚生完小孩的产妇，短期内不建议使用化妆品。虽然市面上有很多化妆品声称是纯天然植物性质，但现在市场比较混乱，并不能保证绝对安全可靠，因此建议哺乳期内尽量少用成分复杂的化妆品，最好是给孩子断奶后再使用。

那护肤品产后多久能用呢？产后一个月可以使用。

但要注意的是，只能使用一些基础保养品，且一定是孕产妇专用的产品，安全无刺激，一般用些保湿补水、淡化妊娠纹等基础产品就可以了。

对于哺乳期的宝妈，除了化妆，还有很多事还是不要做的好，比如染发、美甲、药浴等。因为这些都能够使一些化学物质通过皮肤渗透到血液，间接影响母乳，不利于宝宝发育。

那我就这么一直黄脸婆下去啊？这是以阿美为代表的"美一代"妈妈们的共同疑问。其实可以通过一些天然的手段，来改善皮肤和塑形。我就提倡产后借助合理饮食，避免皮肤问题。多食用含维生素 C、维生素 E 和胶原蛋白的食品，如凤爪、猪蹄、猕猴桃、橙子等，对恢复皮肤弹性有很大的帮助。

产后最容易发生体形改变的部位就是腹部，想要恢复体形，无论是坐着、站着还是走着、躺着，宝妈都要提醒自己随时收腹，让收腹成为一种习惯，这样就不会令腹部变得过大而让肌肤松弛，必要时可使用束腹带。同时，宝妈在空余时间还要时刻提醒自己多多按摩小腹，用手在小腹上顺时针旋转按摩，促进肠道蠕动，加速排毒。

充足的睡眠是美容和保养的最好良方。肌肤细胞每天都需要时间进行修复，研究发现，皮肤每天吸收水分和营养的最佳时间是夜间 10 点之后、深夜两点之前，这个时间段皮肤吸收能力是其他时间的两倍；而皮肤排毒最佳时间则是在深夜两点至四点之间。所以夜间的睡眠对皮肤保养非常重要。睡眠不足容易导致新陈代谢减缓、皮肤角质层水分流失、皮肤细胞活力下降，从而出现皱纹。所以产后宝妈在照顾自己宝宝的同时也要好好地珍惜睡眠的时间，保证每天 7 小时左右的充足睡眠，特别是夜间，可以请宝爸帮忙照顾宝宝，以保证宝妈的休息时间。

另外，健康的心态、愉快的心情、积极的生活态度对皮肤的正常代谢也有比较好的促进作用；相反，如果一个人长期处于压抑的状态下，脸部皮肤得不到舒展，就容易出现皱纹。阿美的身体底子好，身体恢复很快，她在坐月子时，我除了基本的营养保障，还经常有针对性地给她做一些美颜养肤的食物。等终于不用哺乳，能化妆的那一天，她很开心地告诉我："钟姐，我发现现在化了妆，比生孩子前还好看。我终于美回来啦！"

有宝爸参与的喂养更舒心

我在多年工作中，见过不少对孩子不太管的爸爸，也见过不少"女儿奴"爸爸。我最大的感受就是：

让女儿奴爸爸多一些，再多一些，这世界就能变得更美好。

这天，我第一次见到雇主李太太，她瘦瘦弱弱的样子像棵生长不良的小树苗。可能就因为这个，宝爸才要专门请人帮忙照顾宝妈和宝宝吧。

宝妈很客气地把我引进房间，宝宝是个女婴，小鼻子小眼睛，和她妈妈一样瘦得让人心疼。

我问："宝宝吃母乳吗？"宝妈说："我没有奶水，在医院她都是喝奶粉的。母乳对孩子很好，如果有奶我肯定会喂的。"

我之前碰到过类似的情况，也都通过一些食物辅助帮宝妈们下奶成功，所以我对此很有把握，就微笑着说："我来试试吧，我给你煮个下奶汤，应该可以有奶给孩子吃的。"宝妈开心地说："那太谢谢钟姐了！"

买完食材回来已经要做中午饭了，我用小火先把下奶汤炖上，然后开始准备午饭。宝妈说："我家的菲佣前几天有事请假回家了，麻烦您多准备一些饭菜，中午宝爸回来吃饭。"说完拿起青菜帮我择起来。我在雇主家只负责照顾产妇和宝宝，所以她才客气地让我多做一些饭。

这家人的和气与彬彬有礼，给我留下了极好的印象，所以多做一次饭也没什么。我看着忙碌的李太太，温和地说："我自己忙得过来，你去休息吧。"宝妈坚持要帮我，说是菲佣请假，让我做饭实在不好意思。其实大家相处得愉快，多做点活是没有关系的。这位宝妈虽然瘦弱但心肠很好，很会体贴人。

我们边做边聊，彼此间更加熟悉了。原来宝妈是苏州人，宝爸是台湾人，两人相恋八年才结婚，如今生个女孩宝爸喜欢得很，以前中午他是不回家吃饭的，现在每天中午他都要回来亲亲宝宝顺便吃午饭，活脱脱一个女儿奴。

　　中午，宝爸一进家门就直奔宝宝房，抱起宝宝一边轻走一边和她说话。菜都上桌以后，他一只手托着宝宝，另一只手吃饭。

　　我就笑着说："李先生，吃完饭再抱女儿也不迟啊。"宝爸说："不行的，吃饭耽误我和女儿相处的时间，这样很好，两不误，哈哈。"我说："孩子会不会不舒服？"宝爸转过头就问宝宝："宝贝，你舒服吗？"

　　我们都笑了，男人疼起孩子来，真没女人什么事了。

　　宝爸吃完饭，就开始逗宝宝，和宝宝聊个不停，甚至聊到上午和哪家公司签了一个合同，见了哪个老板——那语调透着一股诙谐与柔情，我也被这位爸爸的讲话内容逗得不能停止笑声，手边的活变得异常轻松，丝毫不觉疲惫。李太太也是在一边偷着乐个不停。

　　如果每个新生命降临后，都能得到爸爸的用心呵护，那宝妈的大部分月子里的问题都可以避免，比如产后抑郁。

　　宝爸上班以后，宝妈还会和宝宝说话，虽然听不懂宝宝的咿咿呀呀是什么意思，但我知道宝宝在开心地回应着她，这才是最好的沟通。

　　有天晚上，下班的宝爸提着两袋东西，说是宝宝的玩具和衣服。他家的婴儿房布置得像个宫殿，粉红色小床、纱帐、贴着卡通画的天花板、书桌、公仔，应有尽有，更别提各式各样的玩具了，有好多我连名字也叫不上来。角落里还有一个阅读角，米黄色的儿童书柜上摆满了童书。地板上铺着柔软的地垫。整个房间布置得无比温馨，让人一眼就爱上的感觉，不得不感叹，有宝爸疼着的孩子就是不一样。

　　一般晚上是宝爸追剧的时间，他坐在沙发上，怀里抱着宝宝，一边盯着电视一边说："宝贝，你看两边又打起来了，你觉得这次是谁更胜一筹呢？"宝宝咿咿呀呀地回答着。过了一会儿，宝爸又说："宝贝，你猜对了，你真是太神了。"说完亲了亲宝宝。接着又开始一边看一边给宝宝讲电视剧情节，就好像宝宝听得懂一样。直到发现宝宝睡着了，宝爸才把宝宝递到我的怀里。

　　其实宝宝早就睡着了，大部分的话都是宝爸在自言自语。

　　几个月相处下来，我更确信只有宝爸参与的亲子教育才是真正的亲子教育。宝爸是一个家庭的脊梁，会给家里的每个人带来安全感。宝爸对孩子的关注就是源于对宝妈的爱，宝妈感受到了这份爱会传递给孩子，同时月子里易患的各种病症也不容易找上门，因为心情愉快是防治月子病的良药。就如宝妈的奶水，在我调理几次后，已从没有变为足够宝宝吃，这也和她愉快的情绪有很大关系。

　　情绪影响的不只是奶水，还有所有人（包括宝宝）的心理和未来。

　　在这样的家里我再苦再累也觉得是幸福的，没有任何压力，相反每天都欢声笑语的，身心也愉快。

　　我又想起一位同事给我讲的关于女儿奴的故事。这个爸爸，在宝妈的月子里，除了月嫂和宝妈，几乎不让任何人碰女儿，冲奶粉亲力亲为，冷热要调得十分精准，给孩子穿的衣服必须是纯棉的，尿不湿必须是名牌的。

　　宝宝满月后，爸爸每天带着女儿晒太阳，在小花园里转悠，告诉孩子外面的世界是什么样子的。晚上还会给她讲故事，让她听一些经典的儿歌，总之父母该为孩子做的一切，爸爸几乎都包揽了。

三个月后，宝宝看见花花草草就显得特兴奋，喜欢咿咿呀呀地说，还喜欢和家里每个人交流，开朗大方得不得了。

看来，有些专家的育儿经验还是非常对的：父母要多陪伴孩子，只要去做，就会有收获的。我在这个家里待了六个月，这六个月是我工作中最愉快的六个月，我从宝爸的身上学到了很多关于爱的语言和行动，这都是不可多得的财富。

乙肝病毒携带者可以母乳喂养宝宝吗？

我一直认为母婴互动、亲子间的亲密关系对孩子的性格养成很关键，但有不少家庭在这方面做得不够好，原因多种多样。

接下来，我讲一个特殊宝妈的故事。

那天的天气格外燥热，一丝风也没有，和开门的菲佣沟通以后，我直接把车开到了院子里。即使这样，一下车，我的汗水还是止不住地往下流，将白色丝绸衬衫都浸湿了，看着一块一块的汗渍我不免有些尴尬。怎么办？总不能这样见客户吧？我又折回车里，翻出一件干净的上衣换上。

见到这家的婆婆那一刻，我知道我刚刚的做法是正确的。

她很讲究，白色的连衣裙，梳得一丝不乱的头发，保养得很好的皮肤，让人丝毫看不出她的实际年龄。而宝妈即使在月子期间，也打扮得很清爽，完全不邋遢：宽松的豆绿色T恤，小脚裤，直发，看不出是刚生完孩子的产妇。

进家门的时候婆婆就和我说宝宝不吃母乳，照顾宝宝的事情就她和我两个人做，其他的事情菲佣做就行了。

我暗想：宝妈不参与照看宝宝吗？毕竟宝宝是妈妈身上掉下来的肉呀，做妈妈的难道不应该心心念念的都是宝贝吗？但不了解实际情况，我也不便多说什么。

白天一切都很顺利，晚上婆婆要求菲佣多加个菜，宝爸要回来了。菲佣赶紧准备着。我则着手准备产妇的晚饭，婆婆比画着让菲佣跟着我学。

晚饭吃得很开心，宝爸还特意给宝妈夹了很多她爱吃的菜，一家人其乐融融。但奇怪的是，夜里婆婆醉醺醺地到房间里亲宝宝，一身酒气扑鼻而来，让人受不了，也打扰到了我们休息。

不知为什么，这一家人，从宝妈到宝奶，给我的感觉都有点怪怪的，据我对很多家庭的观察，觉得他们家一定有什么不太"正常"的事情。

两天后，宝宝不明原因地哭个不停，我刚要去抱她，婆婆说："钟姐，您不用抱，哭一会儿就好了，要锻炼她的独立能力。"

让刚出生几天的宝宝锻炼独立能力，这不是笑话吗？这个时候，宝妈也闻声而来，心疼地看着宝宝。

我笑着和奶奶说："宝宝需要安全感，如果让她一个人哭，没人去安抚，说不定小心灵会有阴影呢。"旁边的宝妈扯了扯我的衣角，让我去她房间。

我和她进了房间，宝妈关上房门，眼泪就流下来了，说："钟姐，我作为母亲，一直不和宝宝多交流，会不会真的给孩子心灵蒙上阴影，导致孩子长大性格孤僻啊？"

看来，她要说一些让我困惑的秘密了。我说："我一直也有疑问，您为什么不和宝宝多接触呢？婴儿期的孩子，是最希望妈妈多安抚，多和她说话的。"

宝妈脸色变得凝重起来，欲言又止。我接着说："我之前带的吃母乳的宝宝，妈妈喂奶时他们一般就会边吃边用小眼睛看着妈妈的脸，等妈妈和他聊天。如果妈妈没有和他对视，他吃乳时会频繁转身摇头，咿咿呀呀找妈妈说话，可好玩了。"

宝妈听后非常失落，说："可惜，我不能给孩子喂奶，这件事对我来说，真的是一生的遗憾。和您直说吧，我是乙肝病毒携带者，婆婆根本不让我接触宝宝。"

原来是这样，前面所有疑惑都有了答案。

事实上，这不是我第一次碰到这种情况了。我所担心的不光是宝妈本身的病，还有外人乃至她自身对于这个病的认知。我也就这样的情况还有其他有传染性的病咨询过香港的医生。乙肝主要经血液、母婴及性接触传播，而母婴传播主要发生在围产期，多为婴儿在分娩时接触乙肝病毒携带者母亲的血液和体液导致，而目前医学专家对是否会经母乳传播还有分歧。是否可进行母乳喂养，需要在评估妈妈病情的基础上，充分咨询专业医生后决定。同时，不管是否母乳喂养，根据相关要求，孩子在出生后都要第一时间注射乙肝免疫球蛋白和乙肝疫苗。可以说，有一些乙肝病毒携带者，是可以母乳喂养的。但为了安全起见，最好先进行乳汁中乙肝病毒定量检测，符合相关标准，就可以放心母乳喂养了。

但其实在现实中，几乎没有人会有这样的勇气。而像这家人一样，一家人都忧心忡忡的情况，比较多。

我听了宝妈的话，反而放下心来，其实她的困扰，比起很多遭受其他难以控制的疾病侵扰的产妇，要好太多了。

我抚着她的肩膀说："谢谢你信任我，这个事情肯定能解决的。我太明白一个母亲被剥夺和孩子亲密时间的痛苦了。我能帮您的，会尽力帮您。"宝妈听了，眼泪像决堤的水流下来，哽咽得话都说不出来。我也难受得直流泪。

夜里，婆婆又在凌晨的餐厅独自一人喝酒。我去拿一件东西时，婆婆叫我坐过去，就和我聊开了：

宝爸宝妈结婚之前她根本不知道这个情况，等知道了事情已成定局，反对也来不及了。根据她的了解，宝妈是乙肝病毒携带者就不能和宝宝接触，连皮肤接触都不行。但看着宝宝哭，当妈的却不能去哄哄她，她也觉得很心疼。

看来这位婆婆也是非常信任我了，不然，以她要强的个性，根本不会和我说这些。

我笑着说："宝妈的性格很温柔，心地也是难得的善良，这样的人，其实很难得的。再则，我无论在香港还是在内地带宝宝，都碰到过这样的情况，其实没有人们说的那么恐怖。"

这位要强的老人听了我的话，表面上云淡风轻，但是眼里闪过一丝光。她呷了一口酒，装着漫不经心地说："我也觉得您会碰到过这样的事。看来不单是我们家这么倒霉。"

我说："我所见过的情况，比这个糟糕的有很多，这根本谈不上倒霉。再说，乙肝携带者也分种类，只要定期去医院查查，就知道有没有传染性，如果医生觉得情况允许，再加上平时注意些，不做亲密接触，没有伤口和血液传播就好。总体来说孩子还是可以和宝妈正常相处的。您想想，这世界上还有比妈妈和孩子更亲的吗？"

说完这些话，我和她道晚安，回房里休息了。我能感觉到，这位纠结的奶奶，肯定想明白了什么。

世上不公平的事情何其多，而身染疾病又是最无奈的一种。这个时候对疾病有科学的认知，就显得尤为重要了。无论母亲是什么状况，是否能母乳喂养，母子是否能接触，可以在什么样的限度下接触，都需要听从专业医生的意见，而不是所谓的为了孩子的安全盲目地"一刀切"，完全杜绝亲子互动，毕竟，妈妈对宝宝的重要性，是其他任何人都无法替代的。

◦小贴士◦

孩子吃母乳，妈妈怎么科学用药?

一定不要吃那些没有经过安全评估的"偏方"药物，即便是中草药也不行。

外用药安全系数大于口服药，口服药安全系数大于静脉注射药。

安全性高的药，也要谨慎吃。比如服用时间安排在孩子刚吃过奶，距离下次喂奶时间最久的时候。

使用放射性药物期间，一定要避免喂奶。

最安全的方式：服药前问医生，不擅自用药。

宝宝嘴巴吧唧，不一定是饿了

毛毛刚出生，奶奶就像"御膳房总管"一样，开始催喂奶了。无论宝宝什么时候因为什么原因哭，奶奶总是同一句话：

"快，喂奶吧，看我们宝贝饿了。"

她怕孙子太小不会吃，甚至把耳朵凑到儿媳的怀里去听宝宝有没有咽下奶水。

　　一开始儿媳阿华也没说什么，但后来婆婆总是催给孙子喂奶，阿华就火了："这才喂了他，您又在那儿嚷嚷让喂，不怕撑着孩子？没事儿您出去遛弯儿去，别在这儿像御膳房总管一样了。"婆婆听了，也不乐意了："孩子又不会说，哭了自然是饿了，我催催怎么了？"两个人因为喂奶的事儿，对呛了好多次。后来孩子大了点，会噘着小嘴转着脸来回转了。

　　这时永远怕孙子饿着的奶奶，更有话说了："哎哟，都自己找奶吃了，看看，嘴巴都吧唧上了，赶紧喂吧。"

　　后来，我也不胜其烦，给孩子买了一个安抚奶嘴。因为根据我的经验，如果是在两餐之间，还没到下次喂奶的时间，他转着脸找，就是想为自己找些安慰，这时可能需要一个安抚奶嘴。比如他每天都是每三个小时吃一次奶，差不多到一个半小时的时候，他根本就不会饿，只是想找个安慰，嘴想吸一下东西，因为光是喝奶，满足不了他的吸吮需求，这时要有一个安抚奶嘴就可以很好地安抚他。

　　所以对于家长来讲，掌握宝宝一些动作的规律，是比较重要的。如果宝宝已经吃饱了，中间又"提出"各种各样的需求，可能是其他原因。宝宝是不是因为饿了而吧唧嘴，有一个判断的方法是，如果你给他安抚奶嘴，他吸得很开心、很满足，那他就是还不饿，只是需要嘴里有个东西可以吸；如果他含着奶嘴很生气，那其实就是饿了——他饿的时候，你给他奶嘴含着却吸不出来奶，他可不是要生气嘛。

吐奶不是小事，拍嗝很有门道

对于新生宝宝，所有问题都不是小事情，都需要认真对待，但有时候对于一些小问题过度夸大，并由此带来焦虑和矛盾，就实在没必要了。

提起这个话题，我就想起了肖太太。

这个宝妈的学历背景几乎是我见过最好的了，待人处事也是彬彬有礼，让人特别舒服。但是她有一个让我很无语的特点：对于宝宝的事情，事无巨细，无比上心，时刻绷紧神经。

上心到什么地步呢？

有一天喂完奶，我去帮她拿毛巾，准备给宝宝拍嗝。以往这个事情都是我来做的，我想让她也试试。

拿完毛巾回来，我却发现她在小声啜泣。我问了半天，才明白是宝宝刚才吐了一口奶，而且吐的还不是一大口，就是她一拍嗝，带了一点出来。

"这都哭？那宝宝要是吐一大口，你还不得自杀？"我半开玩笑地说了她这么一句。

其实新生儿吐奶是一种非常常见的情况。这是因为宝宝刚出生时，胃呈水平位，容量又很小，连接胃与食管的贲门较宽，关闭能力弱，而连接胃与小肠的幽门较紧，再加上新生儿吃奶时又常常吸入空气，奶液常会倒流入口腔，引起吐奶。由此引发的吐奶可称为生理性吐奶。**一般来说，生理性吐奶对宝宝健康不会有太大的影响，一般都可以通过拍奶嗝、吐完奶后竖直抱一会儿等方法来解决。**而且随着宝宝的长大，生理性吐奶会逐渐好转。拍奶嗝可以帮助宝宝排出胃里的空气，从而避免吐奶。那么怎么拍奶嗝才是对的呢？其实不难。

首先，将两个大拇指放在宝宝腋下，其他手指扶着宝宝的头，把宝宝抱起来；然后，把宝宝的头放在自己的肩膀上；身体向后靠，可以靠在沙发上，这样，宝宝就趴在大人身上了；用手轻轻地拍宝宝的后背，从下到上，要轻轻地、慢慢地拍。当听到宝宝打嗝后，再抱一会儿就可以把宝宝放下来了。

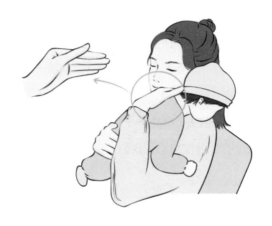

如果孩子发生吐奶，首先要做的是把孩子的身体侧过来，让奶从嘴角尽快流出来就行了。如果孩子在仰卧状态，吐奶之后，他嘴里残留的奶容易随着孩子的呼吸被吸到肺里面。所以应该让孩子侧卧，然后再清理干净。

更需要家长引起注意的是另一种吐奶，就是病理性吐奶。如果宝宝吐奶的量较多，甚至呈喷射状，吐奶比较频繁，或者除吐奶外还伴有其他异常的症状，比如发热、腹泻等，这表明宝宝很有可能是因为生病而引起的吐奶，属于病理性吐奶，这时应该及早带宝宝去医院就诊。

还有一个情况，几乎是千分之一的发生概率，也被肖太太碰到了，就是她家宝宝的肚脐，很久都没有合口。宝宝刚出生时，医生剪断脐带以后会在脐带末端打个结，正常的话，一般一个礼拜到两个礼拜，这个结就会干燥脱落，自己掉下来。要是三到四个礼拜还不掉的话，可能就属于不容易掉的，大概是 1000 个宝宝当中只有一个会有这种现象。

这种状况肯定比宝宝吐奶更让人担心一些，但其实只要没有出现感染迹象，没有出现红肿或者是化脓的情况，没有大量液体从脐窝当中渗出，就不需要过于担心。这时可以到医院寻求医生的帮助。

我记得这个妈妈从孩子出生第一周，就为这个问题一直焦虑了快一个月，导致的直接后果就是奶水不足，宝宝生长指标也不太令人满意。

后来他们带宝宝到医院去，医生一干预，很快就好了。我和这个妈妈半开玩笑地说："因为你的过度担心，我们宝宝少喝了多少奶啊！"

胀奶热敷加重水肿，冷贴一招即灵

我在工作中发现，很多宝妈说起胀奶的痛苦都会声泪俱下。

确实如此，有过这类经历的妈妈都能体会到这样的痛苦，乳房肿成硬块的疼，真不是一般人能忍受得了的。

我照顾过的一个叫阿原的宝妈，她的经历给了我非常大的警醒。

阿原在怀孕的时候就跟我签约了。那个时候我干这行时间还不算长，照顾过一些产妇，但是并没有遇到太棘手的问题，所以对于产妇乳房肿胀，没有太多的认识与想法。

阿原产后的头几天，宝宝吃奶很顺利，除了乳头有些皲裂，其他情况都还好。出院回家后的第二天下午，宝宝吃奶的时候，阿原和我说："钟姐，我感觉今天的奶水怎么这么多，宝宝都吃这么久了，还这么胀呢。您看看，这一块，有的地方硬硬的。"

我没有在意，就随口说："可能是因为我最近给你喝的汤里，特意加了下奶的食材吧。宝宝吃不完，你就让它流出来，不然会不舒服。"

我当时就觉得她奶多了，不流出来会不舒服。

凌晨的时候，阿原来敲我的门，表情痛苦地说："钟姐，乳房肿块越来越硬了，疼得很，我摸着像石头那么硬。"

我这才意识到情况不妙，摸了一下，果然硬如石头。

我依稀记得香港的一个同事和我讲过这个事情，说胀奶时不要过度热敷，因为有时反而会使血管充血肿胀，更加糟糕。

那天看着阿原痛苦的样子，我就打电话给我那个遇到过这类情况的同事，她问我们在哪里，我说在家。她说："你看看冰箱里有没有退热贴或者敷眼膜之类的东西，用那个敷硬块应该比较好。"

因为宝宝还小，家里没有退热贴，不过有宝妈之前用剩下的面膜。我按照硬块的大小用剪刀裁了几块大小不一的，敷到硬块上。好在阿原说敷上后好了很多，我们一直熬到了天明，才去医院处理。

后来为这事我去咨询了医生，医生的回答让我觉得我当时的处理方式还是对的。

医生告诉我，虽然热敷有利于扩张乳腺管，但是在已经出现胀奶硬块的情况时，乳腺管周围的组织实际上已经处于水肿状态，这个时候热敷会加重水肿情况，水肿组织进一步挤压乳腺管，会使乳腺管通路进一步变窄甚至被彻底堵死，乳汁就更难以排出。这就是热敷会加重胀奶的原因。

后来我就特别注意寻找一些对此问题的应急处理方式，总结了不少小妙招。

用毛巾冷敷是最简单的方法，把毛巾用常温水打湿敷在奶结部位即可。此外，圆白菜（卷心菜）、生土豆片、芦荟胶、芦荟糊、仙人掌糊等都可以做冷敷。

以圆白菜为例，准备一颗圆白菜、一只碗、一个管状物体（如水杯、擀面杖，只要干净就好）、保鲜膜。将圆白菜叶撕下来，较小的叶片可以用双手揉搓，较大的叶片可以装进食品袋用擀面杖等碾压，直到揉搓或碾压成颜色变深、要出水状。让胀奶的妈妈穿上内衣，把内衣用保鲜膜包起来，再将圆白菜叶片塞进内衣，较大的叶片可以直接铺在乳房上。

妈妈们为宝宝发烧备下的退热贴，在发生奶结时也可以发挥作用。不过一定要是本身能带走热量的那种合格退热贴，有些投机取巧的生产商，会在退热贴里面加入薄荷成分，使用后只是让皮肤感觉凉凉的，但本身并不会带走太多热量，这样的退热贴可不行！因此买退热贴时要仔细辨别，留心成分，并从正规药店买。切记切记。

还有一种方法是眼罩冷敷。冰敷眼罩是常用电脑和熬夜的宅妈家中的常备物品，并且平时就放在冰箱中，随时可用。冰敷眼罩通常覆盖面积不大，奶结部位不大的时候用这个敷也是不错的。

除此之外，平时还应注意从饮食上调整，尽量避免乳腺阻塞的现象出现。比如在月子餐的食材选择和烹制上要注意，力求做好的食物不但要下奶，还要通乳。下面这两道汤饮对胀奶、奶结症状就非常有疗效。

第一道是核桃肉黄酒饮。准备核桃肉 6 ～ 10 粒，黄酒 2 汤匙。将核桃肉放入料理机内，加入温水打碎，再放入黄酒即可饮用。这道汤饮可以促进血液循环和新陈代谢，对乳腺不通引起的乳腺炎有疗效。需要注意的是，阴虚火旺者不宜饮用；哺乳妈妈喝完之后再过 2 小时才能哺乳。

还有一道通草排骨汤。准备猪排骨 200 克，通草 10 克，红枣 4 颗（去核），盐适量。将猪排骨焯水，捞出，用清水洗净，沥干；通草、红枣洗净。将全部材料放入煲中，加 6 碗水，烧开之后，大火煲 5 分钟，转小火煲 1.5 小时，加盐调味即可。这道汤饮可以补血补钙，疏通乳腺。此汤可以在喝催乳汤之前喝。

材　料　猪排骨 500 克，冬菇 50 克，干贝 3 粒，竹笙（竹荪）4 个。

调　料　姜 1 片，盐适量。

做　法　1. 冬菇浸软，去蒂，洗净；干贝洗净，浸泡 1 小时（浸泡干贝的水留用）；竹笙用淡盐水浸泡 30 分钟，洗净，用手挤干水分后切段；猪排骨焯水，洗净，沥水。

　　　　2. 汤煲倒入 8 杯清水以及浸泡干贝的水，放入所有材料，大火煲 10 分钟，转小火煲 1 小时，加盐调味即可。

功　效　消脂降压，除烦躁。

温馨提示：适合减肥的产妇食用。

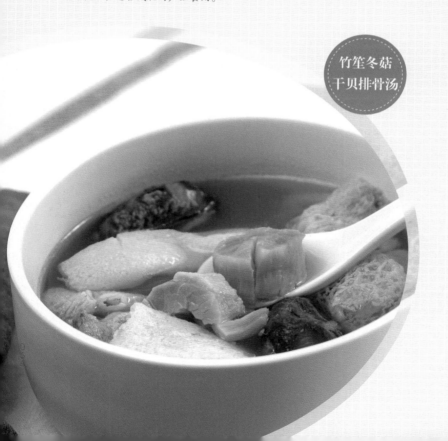

竹笙冬菇
干贝排骨汤

材　料　牛里脊肉 150 克，杏鲍菇 1 条，胡萝卜 1/3 根。

调　料　蚝油 1 汤匙，黑胡椒、糖各适量。

做　法　1. 胡萝卜、杏鲍菇、牛里脊肉切 2 厘米见方的小块，牛里脊肉用
　　　　　 黑胡椒、蚝油、糖腌渍 30 分钟；

　　　　 2. 起锅倒适量油烧热，放入杏鲍菇、胡萝卜煎熟，加 1/3 汤匙蚝
　　　　　 油，翻炒均匀，盛起备用；

　　　　 3. 锅中放少许油，煎牛里脊肉至熟，再将胡萝卜和杏鲍菇回锅，
　　　　　 稍加煎制，装盘即可。

功　效　补铁补血，益气养胃。

温馨提示：1. 此菜尤其适合术后调养、中气下隐、气短体虚、筋骨酸软、
　　　　　　 贫血久病及面黄目眩的产妇。

　　　　　　 2. 腌渍牛里脊肉时可加适量清水，口感会更滑嫩。

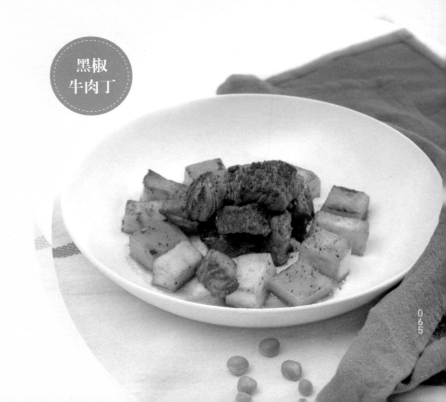

黑椒
牛肉丁

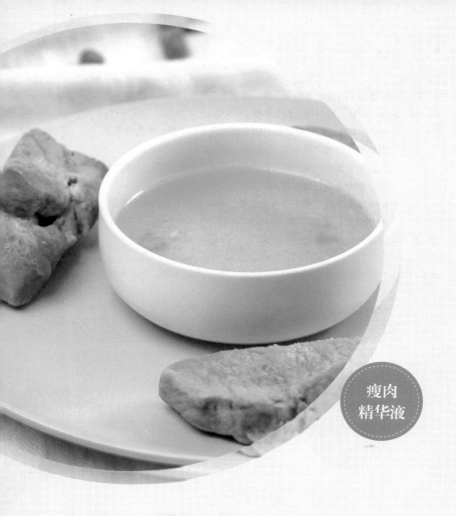

瘦肉
精华液

材　料　瘦猪肉 750 克。

做　法　1. 瘦猪肉焯水，洗净。

2. 炖盅内放一只碗，把肉放在碗底，隔水炖 3 小时，取出肉，喝
碗中的汁液。

功　效　滋阴补肾，润燥。

温馨提示：肉焯水时要冷水下锅，才能尽可能多地焯出血水。

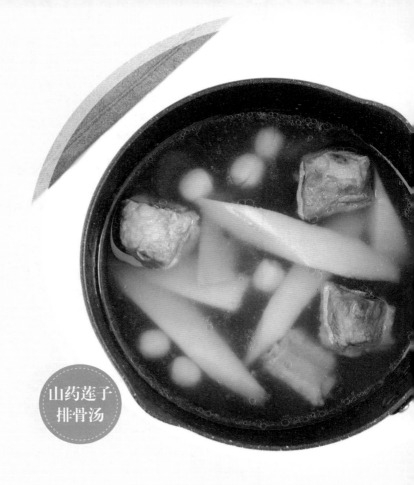

山药莲子
排骨汤

材　料　猪排骨 150 克，鲜山药 30 克，干莲子 20 克，红枣 4 颗（去核）。

调　料　姜 2 片，盐适量。

做　法　1. 猪排骨洗净，焯水；山药、莲子、红枣洗净备用。

　　　　2. 将所有材料放入煲中，煮开后大火煲 5 分钟，转小火煲 1.5 小
　　　　　 时，加盐调味即可。

功　效　健脾益气，补血养颜。

温馨提示：如用新鲜山药，可增加至 50 克；莲子以开边、有衣者为佳。

材　料　牛柳 200 克，青、红、黄椒各 1/4 个，芦笋 2 条。

调　料　姜 2 片，蚝油 1/2 汤匙加 3 汤匙水搅匀。

腌　料　蚝油、淀粉各 1 汤匙，糖、黑胡椒各适量。

做　法　1. 牛柳放入腌料，腌渍 30 分钟。

　　　　2. 芦笋切段，青、红、黄椒切粗丝，一起放入沸水中，焯水 10 秒钟后捞起备用。

　　　　3. 起锅，倒油烧热，爆香姜片，放入牛柳炒香盛起备用。

　　　　4. 锅中放少许油，下青、红、黄椒及芦笋翻炒，加入蚝油水后放牛柳，翻炒
　　　　　 盛起。

功　效　健脾益气，补血养颜。

温馨提示：牛肉的纤维组织较粗，结缔组织又较多，用刀横切可将长纤维切断，不宜顺
　　　　　 着纤维组织切，否则不仅难以腌渍入味，而且嚼不烂。

七彩牛柳

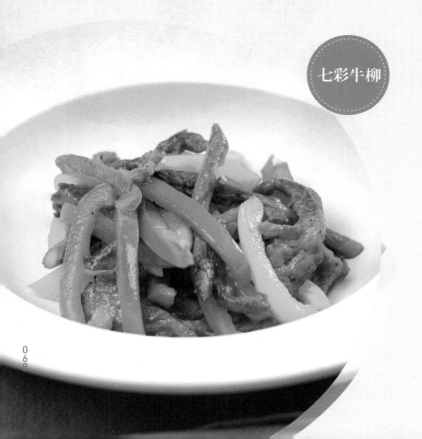

材　料　豆腐 200 克，猪肉碎 50 克，鸡蛋 1 只。

调　料　蒜末 10 克，香菜 2 棵（取茎），蚝油 1 茶匙，干淀粉、盐各适量。

芡　料　水淀粉。

做　法　1. 豆腐切片，用淡盐水浸泡 1 小时后捞出沥干，蘸上干淀粉，再裹上蛋液（蛋
　　　　　先打散）。

　　　　2. 起锅，倒油烧至六成热，放入裹上蛋液的豆腐，煎熟后盛起，吸干油，摆盘。

　　　　3. 锅中留少许油，将猪肉碎、蒜末、切成小段的香菜一起放入炒香，加蚝油，
　　　　　再用水淀粉打薄芡，盛起淋在豆腐上即可。

功　效　生津止渴，清洁肠胃。

温馨提示：如果使用内酯豆腐做这道菜，烹饪前，可先去其包装上锅蒸 20 分钟，冷却
　　　　　后，再根据需要切成各种形状，这样烹饪时就不易碎了。

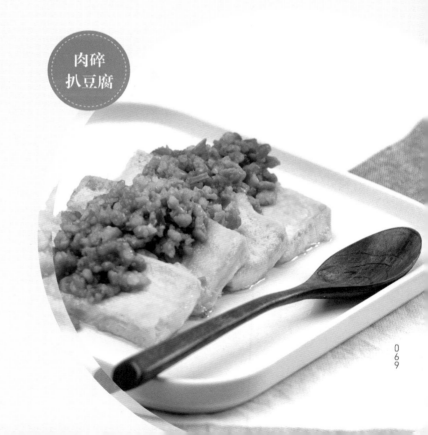

肉碎
扒豆腐

第四章 CHAPTER 04

产后30天是宝宝
健康人生的起点

　　每个孩子都是父母的天使，而每位父母也都是上天派来呵护孩子的天使，在孩子完全柔弱无助的时候，唯一的保护神就是爸爸妈妈了。对孩子的身体呵护，再细心都不为过，如果因家长粗心导致孩子的一些病痛无法得到治疗，那就是大罪过了。

照顾宝宝，从认真观察做起

在香港做月嫂，我遇到过形形色色的女雇主，其中有一个宝妈给我的印象特别深。宝妈是在国外长大的，是一个很安静且不愿受传统规矩约束的人，骨子里透着坚强、理智，在我接触过的产妇中，她真的算是各方面都比较完美的佼佼者。

孩子是顺产，三天后宝妈就出院了。谁知不久就发现宝宝有大麻烦：出院例行检查的时候，医生发现孩子喉咙里面有个瘤，刚好堵在他的气道上。

这个瘤会不会越长越大，最终完全堵住气道，一时难以判断。但当下的情况十分危险，需要马上进行手术。焦虑的宝妈给我打电话，正在她家等着她们母子回来的我听到电话后也心急如焚。

于是我也来到了医院。虽然是第一次见到孩子，但是我跟他妈妈一样心疼不已。宝妈比我冷静理智得多，她平静地和我说："我相信我的宝宝一定会渡过难关的。"她坚定的语气倒让我心里稍微踏实了一些。

医生给宝妈拿来了很多术前同意书。她每一张单子都认真地看了又看，想了很久，才郑重地签上自己的名字。我想她做每一项决定的时候都在权衡，手术是有利于孩子还是会伤害孩子，毕竟孩子太小，手术风险很大，但如果不做，一旦气道进一步被堵塞，会引起极其严重的后果，只有做手术才能彻底解决这个问题。

所幸手术挺顺利的，一切都很好，但宝宝要单独留在重症监护室观察14天。

按我们的传统习惯，此时的宝妈还在月子期，身体虚弱，是不适合出门的，但宝妈每天都在吃完午饭后让我陪着去到医院看宝宝。我这段时间与其说是在照顾她的生活，不如说是她的一个精神支柱，而另一个本应陪她度过煎熬的伙伴——她的老公却很少去医院，甚至我和宝妈都很少能见到他。但宝妈毫无怨言，还有意无意和我解释说："我先生是新找的工作，在一家餐厅做厨师长，要带领一个团队，他走了别人没法干活。新的环境不能请假，要先做出点成绩来才行。"

我看着她故作坚强的样子，不免有些心疼，心里暗自祈祷孩子快快好起来。

宝妈在家的大多数时间里都很安静，也从来不要求我做什么，这和大部分人家会要求月嫂做这做那太不一样了。她越是这样，我越觉得应该百分之一百二十地用心，把所有事情做好。虽然她对吃饭没提出什么要求，我也会按最合理的搭配，给她每天更换着做月子餐，甚至做一些超出自己职业范围的事情，只想让她少些心理压力。

在医院的时候，宝妈总是站在重症监护室的窗口前看着躺在病床上的孩子，并不进去打扰医护人员。她就那么安静地站着，一动也不动，很专注地看着孩子，有时嘴里会小声说："亲爱的宝贝，你一定会好起来的，爸爸爸妈妈等着你，你的小衣服、小玩具也都等着你呢……"

"宝宝，今天早上爸爸说让我代他来看你，他也很爱你，希望你快快好起来……"

有时候她也会自责："是妈妈不好，肯定是哪个地方做错了，才让你刚来到这个世上就要经历手术的痛苦……"

我有时候听着听着眼睛就湿了：这些日子她每天从家里到医院，从医院到家里来回地奔波，一般人都受不了，更何况是刚刚生完孩子身体还处在虚弱状态的她呢。但她在外人面前从没有显露出疲惫、沮丧的样子，总是温柔地微笑着。

有一次，护士让她进监护室内近距离看看孩子，她婉言谢绝了。她说："这样看着就挺好的，进去我怕控制不住自己的情绪，怕打扰到他。这小小的身体遭受刀割、插管，想想都难过。只要孩子目前是健康的就好。我相信你们能更好地照顾他。"护士被她感动得泪汪汪的，点头说："放心吧。"

14天说长不长，说短不短，宝妈风雨无阻地每天去看望孩子，其中的辛苦不言而喻。好在孩子有惊无险，痊愈后被顺利接回家了。

很多人看到这样的故事，总是痛心不已，其实像这样被早发现并得到治疗的孩子，真的算是幸运的。

在民间，很多人把不会说话的小孩子叫"小哑巴"。"小哑巴"时期的孩子，表达自己不舒服、不满意的唯一途径就是哭，但是他为什么哭，有时候大人根本就无从知道。如果是因为身体不舒服，而照顾者又粗心大意，那造成的后果可能是很可怕的。

我想起了一个月嫂同事给我发的照片：孩子肛门上面有个破口，正流着脓。看起来触目惊心。后来才知道，她去那家之前，孩子肛门就出现了问题，但是孩子父母根本不知道。

同事到他们家后，发现宝宝总是不高兴，又哭又闹的。按已有经验，她就给宝宝进行了全身检查。最后换尿片的时候发现宝宝的屁股一直是红的，肛门上面有个小白点，她感到奇怪，轻轻按了一下，孩子就哇哇地哭起来。她马上让宝妈带孩子去找医生看。

医生用刀划开白点，里面全是脓水！这说明问题出了很久了。

这就是父母太粗心，未能及时发现孩子的异常，导致孩子出现不必要的危险。

新生儿出生之后，无论在医院还是回家后，妈妈都要仔细观察他的一举一动。孩子不会说话，肢体语言也没有，有些健康问题，不通过仔细观察是根本发现不了的。

那具体从哪些方面观察，怎样观察呢？

孩子吃奶的过程中，妈妈要看一看孩子的吞咽是否正常，吐奶情况是否正常。观察孩子的排便也很重要，宝宝的健康情况也可以通过大小便反映出来，如排便时间，排便量，大小便的性状、颜色等。一旦发现有异常情况，及时去医院就诊。

再比如，要根据孩子的出生周数，对照相应标准，判断孩子的发育是否正常。比如身高体重增长是否正常，什么时候能追着人看，什么时候能翻身，什么时候能爬，什么时候能说话，等等。

上面提到的两个孩子，通过治疗后都恢复了健康。有些疾病，如果不能及早发现，重者会出现生命危险，轻者也会给孩子带来很大的痛苦。

每个孩子都是父母的天使，而每位父母也都是上天派来呵护孩子的天使，在孩子完全柔弱无助的时候，唯一的保护神就是爸爸妈妈了。对孩子的身体呵护，再细心都不为过，如果因家长粗心导致孩子的一些病痛无法得到治疗，那就是大罪过了。

避免磕碰受伤，首先要有危险预判

我先讲一个从奶奶那里听来的故事。

奶奶年轻时生活在农村，那时各家各户赖以生活的就是几亩薄田。村里几乎所有女人都像男人一样在田里劳作，除此之外，她们还要生儿育女，浆洗缝补，做全家人的一日三餐，饲养鸡鸭猪羊……每一件和生活相关的事，都离不开女人。所以她常常感叹：中国的女人是世界上最坚强最优秀的。她身边很多孕妇，都是临产了还在辛苦忙碌，直到孩子呱呱落地，等出了月子，又继续忙碌。

有一户人家的孩子，刚刚满月，却每天不得不被忙于生计的父母丢在床上。孩子妈妈只能趁劳动间隙回家给他吃一点奶。

有一次，邻家的稍大的孩子跑到地头，慌张地喊这位妈妈："你快回家看看吧，我听到你家的孩子哭得可惨了。"她并未在意：中午已经喂过奶了，应该不至于饿着，哪有孩子不哭的？

等到日落之时，荷锄而归，她发现孩子悄无声息地睡了，而芦苇席子上有一摊血！这下她可慌了神，连忙检查孩子全身，结果看到孩子的一只小脚脚后跟血肉模糊。原来孩子蹬腿玩的时候，脚上被席子上翘起的芦苇刺了一下，还不会翻动身体的孩子觉得疼，就哭着猛蹬小脚，越疼越蹬，越蹬越疼，孩子大哭起来，最后实在哭得没力气了，就昏睡过去了。

妈妈搂着宝宝，哭了整整一个晚上。

我奶奶无数次和我提到这个故事，总是边讲边叹息：娃娃长大要吃些苦头没错，可有些苦头，本不该吃的，就不能让他吃。

这个伤感的故事，给了我很大的触动。回头看看我自己带孩子的经历，更是觉得奶奶的这句话无比正确。每次看到有的宝宝身上有青紫的磕碰痕迹，家长还不在乎地说："小孩子嘛，摔打摔打才能结实！"我都会近乎愤怒——难道你多上点心，让孩子少一些危险，他就不健康了？摔打才能结实的逻辑是怎么来的？

可以说，我带的孩子，几乎没有被磕碰的，一点都没夸张的成分。我唯一记得的有一家孩子磕了头，还是在我出门的情况下。

有一天，我因有事必须出门，就把孩子暂时交给他家人看。我一回来，爷爷就气呼呼地过来说："钟姐，你看看！你刚出门，孩子头上就撞了一个大包，这会儿还青着呢！"奶奶抱着孩子也过来了，指着包给我看。孩子眼泪汪汪，让人心疼。

在我的合同期满要走的时候，这家的爷爷特意感谢了我："钟姐，真的谢谢你。本来我还想着带孩子很简单，却没想到根本不是这样。这么长时间，我们也看到了你的用心，但凡不用心，别的不说，孩子磕磕碰碰是肯定会有的，像那次，头上磕了那么大的包。"

其实，要想避免孩子磕磕碰碰，也很简单。除了要上心，要时刻紧盯他，还有一点很重要，就是一定要有危险预判，也就是说，在危险发生之前，你要通过观察周围的环境，发现危险因素，提前预料到可能发生危险的情况，然后排除这种情况，确保孩子安全。

套头衣服要躺着穿，"蜡烛包"要不得

"钟姐，你来你来，我怕把她的小胳膊小腿弄折了。"每次到穿脱衣服的时候，晓玲总是这样尴尬地和我说。

给宝宝穿衣服脱衣服，简直是简单得不能再简单的事情了，但是对于新手爸爸妈妈来说，有时候弄得满身大汗，还是找不到重点，穿不上脱不掉。用晓玲老公的话来说："我的天啊，比我设计十个图纸还难。这小玩意这么小这么软，不敢动啊！"

据我所知，香港的很多新手爸爸妈妈，大部分受过专门训练，包括如何抱持新生儿，如何给孩子喂奶，如何给孩子换尿布，如何给孩子换衣服，如何给孩子洗澡。也许当时他们都练得非常熟练了，可是拿着玩具娃娃练，和面对自己的亲生孩子，那绝对是不一样的。看看缩手缩脚的晓玲夫妇就知道了。

我每次都笑得不行，给他们上课："你们只管去换嘛！只要动作轻点就行了。你看看，儿子就这么睁着信任的眼睛看着你，又不会说你们系错扣子就批评你们，怕什么呀！"

晓玲连连摆手："还是钟姐你来吧，等他长得壮实些我再试着学学。反正这么软软的，不知道搞到哪里会痛，我是不忍心去做。"

于是，这两个活宝爸妈，在月子里几乎不管一点孩子换衣服和换尿布的事，不知道是真不敢做，还是偷懒。

其实刚开始谁都会笨手笨脚，等换个几次就有经验了。比如穿套头的衣服，就先让孩子躺着，将衣服的下摆卷到领口，尽量把领口拉大，这样套过头来，然后再套手。

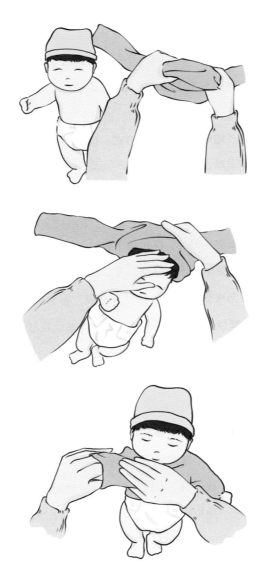

　　如果是对襟带扣子的，那就更容易了，就把孩子放到展开的衣服上面，先套两个袖子，然后再扣扣子，很简单。

另外，中国人多少年来都习惯把新生儿用布、毯子、夹被、小棉被严严实实地包裹起来。有时，为怕孩子手脚乱动打散了包裹，还要用带子或绳子捆绑起来。这种包裹方式最终把新生儿裹成一个长长的小包裹，我们称之为"蜡烛包"。

我非常不赞成"蜡烛包"的包裹方式：孩子越小，生长越快。严严的包裹不但限制手脚运动，还限制了胸廓的运动——既限制了体格生长，又限制了肺的功能发育。孩子的四肢运动受限制，会妨碍大脑发育。

感知觉是刺激大脑神经细胞发育必不可少的条件。包裹过严会减少孩子获得这种刺激的概率。另外，在拉直下肢时，稍不注意会造成孩子髋关节脱位，孩子还在褓褓中时不易发现，等学站、学走时发现孩子跛行已经晚了，早已对孩子形成伤害。不经常打开包裹，容易形成尿布疹、脐炎、皮肤感染、褶皱处糜烂等。这与通气不良、清洗少、皮肤表面不干净，细菌容易滋生有关。

那么到底应该怎么包孩子呢？**首先，给孩子穿上纯棉的、小和尚领的内衣；裹上尿布，注意不要遮盖脐部，以免尿湿污染；然后，裹上薄棉毯，上面再盖一层被或将孩子放入睡袋。**

裹薄棉毯时，要将孩子放在毯子对角线上，先将一侧毯子角提起向对侧包住孩子，旋转放在孩子身下，再将另一侧按相反方向折转后放于孩子身下，足部多余的毯子角折回放于臀下。这样包裹后，孩子既能保持安静的睡眠，又可避免包裹过严引起的弊端。

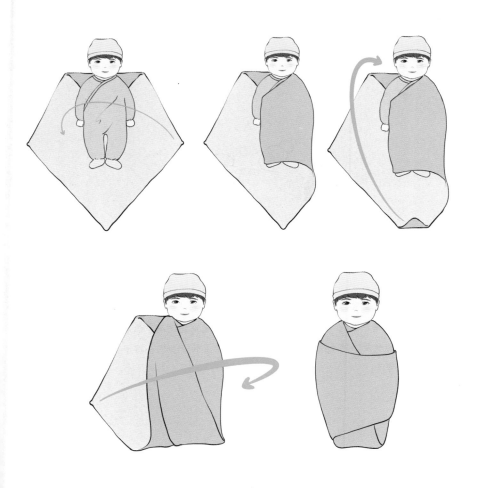

　　现在也有很多人用睡袋，现在的睡袋下端多设有拉锁，便于打开换尿布，比较宽松，便于活动。睡袋薄厚可调节，还可经常洗涤，既保暖又清洁。

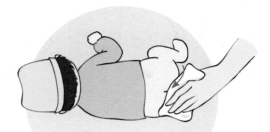

1 宝宝拉臭臭后，要尽快拆下脏的纸尿裤，然后尽量让宝宝侧卧，这样可以避免万一此时吐奶呛到；用婴儿专用的清洁棉片蘸水，从前往后轻轻擦拭宝宝的屁股。

注意：棉片擦一下就要扔掉，换新的，不能重复使用。然后仔细擦拭宝宝的私处，擦干净后，用棉柔纸巾将宝宝的下身完全擦干，然后涂上护臀膏。

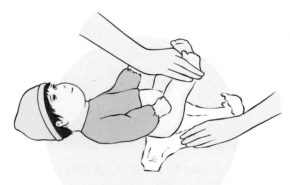

2 让宝宝平躺，打开一片干净的纸尿裤，提起宝宝双腿，将纸尿裤从宝宝身体侧面滑到他的屁股底下，有腰贴的一头朝上。

3 适度分开宝宝的双腿，将另一头从宝宝双腿之间拉到腹部。

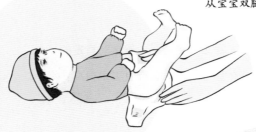

4 将纸尿裤两侧的腰贴粘好，调整一下，使纸尿裤完全包裹住宝宝的屁股。

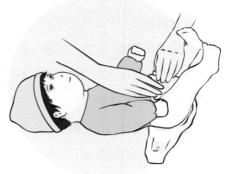

5 注意看一下松紧度是否合适，以两根手指能轻松插入裤腰为宜。

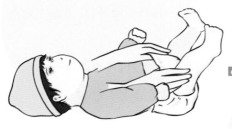

6 适当调整腰部和大腿根部，将纸尿裤的里外两层都调整好，防止尿液漏出。

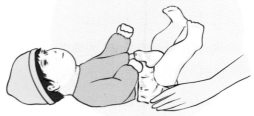

趴卧易窒息，平躺睡扁头，侧寝最佳

作为宝妈，您对宝宝的睡姿有要求吗？答案是肯定的。

很多妈妈不但对宝宝的睡姿有要求，而且要求很高：除了基于宝宝健康的考虑，还有为孩子塑形的考虑。

睡姿如何，和孩子的头型息息相关。

我遇到的一个宝妈，经常抱着宝宝睡，有时她实在太忙了，也嘱咐我尽量抱着孩子睡。我自然反对这种不科学的养护方式。

我开始是以为她觉得孩子太小，依偎在大人身上会有安全感。后来这位太太告诉我：让孩子自己躺着，不如抱着方便，抱着可以时不时调整孩子的姿势。这样的话，孩子的身体生长就均衡了，不会出现头睡偏或者喜欢朝一个方向睡的情况。

其实这种做法有些极端了，也不利于孩子生长发育。一是长期让孩子处于抱持状态下睡觉，会让他养成不好的睡眠习惯，离开大人就难以入睡；二是抱着睡，大人疲惫，孩子也睡不踏实。所以听到她的"抱睡"理由，我更反对她大部分时间都要抱着孩子睡了。

"放他在床上睡，我都不知道什么样的姿势才好，一直想动一动他。我怕一直一个姿势睡，把头睡变形了。"她非常苦恼地对我说。

这应该是很多妈妈担心的问题。关于孩子的睡姿，其实细究起来，还真有很多说法。比如有段时间流行趴着睡，理由是趴着睡宝宝的心脏是贴到床上的，不会有悬空的无助感，会睡得踏实；然后趴着睡对头部生长没有妨碍，也会让宝宝的脸小一些。但是后来发现宝宝趴着睡窒息的概率太大了，现在就不提倡让孩子趴着睡了。

根据我带宝宝这么多年的经验，我认为孩子侧睡最好，特别是他吃完奶以后，一定要让他向右侧睡。孩子自己没有能力保持身体侧着，需要在他背后放一个柔软舒适的垫靠物，可以是枕头，也可以是毛巾、浴巾卷成的筒，倾斜度大概是30度到45度，宝宝可以靠着倾斜睡下。先右侧睡，再左侧睡，不要趴着，也不要平躺。这样姿势睡出来的，都是非常漂亮的圆头。

我还见到过一些妈妈花很多钱给孩子买"塑形枕头"，其实一岁之前不要睡枕头，直接睡床垫上就行。孩子所用的床垫不能太软，要稍微硬一点，头下铺一块干净毛巾，因为有时候他可能会流一口奶出来，床单不可能天天换，但是毛巾可以天天换，每天及时更换就好了。一岁以后他就可以睡枕头了。

·小贴士·

给宝宝选个舒适的枕头

1. 宝宝枕枕头的时间选择

1岁以前只需要在宝宝的头下铺一条干净毛巾或纱布即可，不需要用枕头。记住，毛巾或纱布要每天更换。

1岁后，根据孩子生长的情况慢慢增加枕头的高度，枕头高度不宜超过4厘米。

2. 枕头的选择

太软的枕芯会让孩子有发生窒息的危险，太硬的枕头会让孩子头部睡变形。最好选用荞麦皮等填充的枕芯。枕套要经常洗晒，保持清洁卫生。

给宝宝做清洁遵循"一遍过"的原则

给刚出生的孩子洗澡，经历过的人都知道不是一件容易的事情。

面对软得抱着都怕伤着的孩子，把他放到水里洗，都不知道顾哪里才好，万一不小心给他呛了水，耳朵眼睛鼻子进了水，那更是恐怖了。

我看到很多地方，都有大的婴儿洗浴中心——自己洗得心惊胆战，不如交给专业人员去做。另一部分家长则希望自己能处理好孩子的洗澡问题，他们或许担心婴儿洗浴中心人员的专业程度达不到标准，或许担心洗浴用品不安全或者整个洗浴环境不卫生。这些都是很多家长考虑的问题。况且最近几年，一些孩子在洗浴中心出现问题的事情不断发生，也让很多家长不放心把孩子交给别人洗澡。

其实只要懂得给孩子洗澡的一些核心要领，我建议大家还是自己给孩子洗澡的好。

答应带辛太太的一对龙凤胎，一是因为和她也算是熟悉，二是纯属被她手机发来的宝宝照片给吸引了——太可爱了。

但辛太太开高薪请我带孩子的理由，却让我哭笑不得——钟姐给孩子洗澡，肯定是最厉害的。

那个时候我刚刚结束一年的带一对双胞胎男宝的工作，实在是累得很，但和辛太太沟通过几次，还是如约来到了她家。

这两个宝宝长得不太一样，比起其他双胞胎宝宝，要相对胖一些，哥哥和妹妹都有将近3千克（6斤），名字也好玩，哥哥叫喜宝，妹妹叫欢宝。

辛太太是个有洁癖的妈妈，对我的工作要求几乎集中在一点上：给宝宝洗干净。当然，让宝宝吃好睡好玩好，一样都不能松懈。对于洗澡，特别是一男一女俩宝的洗澡，麻烦程度真的是很高的，而且宝宝的清洗工作还不只洗澡这么简单，像眼睛、鼻子、耳朵、嘴巴的清洁，也是非常重要的。

"钟姐，宝宝的眼角是发炎了吧？怎么这么多眼屎？"一大早刚从我手里接过喜宝，辛太太就发现了他眼角的脏东西。

我看了一下，告诉她："没关系，你没有多吃上火的东西，孩子睡眠也好，应该是正常的分泌物。"

"那欢宝怎么没有？都是一样吃奶，一样睡觉。"辛太太依然追问。

"这就是一千个宝宝有一千个差别，一个肚子里生出来的也是一样。没谁规定哥哥有眼屎，妹妹也要一样的。"由于我和辛太太经常互开玩笑，所以我调侃了一下。

她也笑了，随手用纸巾卷了一个小纸棒，就要给孩子处理眼角。我赶紧拦下她："这可不行，一定要用无菌棉球来处理，你去拿几个来。"我用棉球蘸着冷开水给孩子处理，一个只擦一下，然后再取一个来，绝不重复。

辛太太看了，搞怪般地啧啧感叹："钟姐，一看就是大户人家的做派，一个小眼屎，我数数，您用了整整 3 个棉球。"然后，两个人都哈哈大笑起来。

对于新生儿眼耳鼻口等的清洁，当家长的要特别注意。

先来说眼睛。一般来说，宝宝在出生一两个月后眼睛会有很多分泌物，这不是上火，也不是母乳有问题，而是宝宝的泪腺没有发育好的原因，这样的情况不要担心，用棉球从里向外擦一下就完了。

再来看鼻子。宝宝鼻子有分泌物要用棉球蘸热水来洗，然后用棉球卷成小棉条在鼻孔里清理一下。不要用棉签，因为棉签很硬。

洗宝宝的耳朵，要用湿棉签在外面清洗，不要伸到耳洞里面。

新生儿的口腔要不要清洁？这是许多宝妈要问的问题。应该说，新生儿的口腔也会滋生细菌，清洁是有必要，但我不建议用棉签等工具进行擦洗，因为新生儿的口腔黏膜非常嫩，外力清洗很容易弄破，给孩子造成伤害。其实只要在孩子吃完奶后，给宝宝喂点清水，就可以起到清洁口腔的作用。

清洗宝宝肚脐时，要用棉签清洁肚脐的外侧，也可蘸少量酒精清洁。

不过，所有这些清洁工作都要遵循"一遍过"的原则，**即棉球或棉签擦过一次就丢掉，**擦不净的话再取新的来用，而不要重复使用，即便是换个干净的位置，比如用棉球未用的另一侧去擦，也不行。要切记这个原则。

男宝女宝，洗法有别

欢喜两个宝宝的清洁工作大部分是一模一样的，比如为防止头上的胎脂刺激宝宝头皮诱发湿疹，我用蒸熟的麻油润透头皮 2 ~ 3 小时，待脂垢变软后用无菌棉球沿着头发的生长方向擦掉。还有，两个孩子都涂一样的护肤油。

但是，**男孩和女孩的生殖器的清洗，还是有区别的。**

我建议给喜宝每天清洗小鸡鸡，而且要把包皮往上撸开点再洗，要是有白色的东西（包皮垢）一定要洗干净，不然容易发炎。但是辛太太一开始不太习惯，觉得每天都洗，好像必要性不大。后来她发现了那些白色的东西，就非常支持我的做法了。另外，洗小鸡鸡时也要把宝宝的蛋蛋和大腿根处一同清洗干净，这里的褶皱容易堆积汗液，时间长了容易引发湿疹。

而欢宝作为女孩，外阴的清洗更是需要小心谨慎。家有女宝的，我给出如下建议：第一，每次给女宝宝换尿布时以及每次大小便后，用温水（37±1℃）从前向后清洗，并从前向后擦拭外阴。再用柔软无屑的卫生纸巾擦拭干净。第二，无论是清洗还是擦拭，都一定要遵循"从前向后"的原则。因为女宝宝的尿道口、阴道口与肛门的距离非常近，如果方向错误，尿道和阴道容易受到粪便的污染。给女宝宝擦屁股也是一样的道理。

至于水温，有人说，给宝宝洗澡的时候不要用太热的水。我觉得这个要视情况而定。如果孩子出痱子了，要用温度稍微高点的水，这样有利于把汗液洗干净。而出湿疹了就不能用太热的水了，因为水温过高会刺激到湿疹部位，可能加重瘙痒。一般来说是以37℃为基准，适当高一点或低一点。测量水温，可以用红外线测温仪，非常方便。

多说一句，宝宝出痱子后最好擦痱子水，可以止痒祛痱。现在大部分人都不给孩子用痱子粉了，因为痱子粉会堵塞毛孔，有时还会被宝宝吸到鼻子里去，而很多痱子粉里面含有致癌物，因此不安全。

孩子的皮肤是非常娇嫩的，因此洗完澡后要及时涂抹护肤品。现在市面上孩子的护肤品一般分为润肤露、润肤霜和润肤油，单从名字上，看不出什么区别，但其实这几种护肤品的油性程度是不一样的，是要分不同季节使用的。润肤露质地比较清薄，油性成分较少，比较适合夏天使用，而润肤霜、润肤油质地比较厚重，油性成分较多，一般适合冬天使用。注意：润肤油是在给宝宝洗澡时滴到水里用的，不能直接擦到宝宝皮肤上，否则容易堵塞毛孔。除了选择种类，也要注意成分，最好是选择天然有机成分的，这样更加安全。

还有两点要提醒妈妈们：第一个是宝宝出生一个月之内不要给他剪指

甲，也不要戴手套，因为此时肉和指甲还没完全长开，剪指甲时很容易剪到肉。等两个月之后肉和指甲就会分开了，到那时再剪。第二个是只要给宝宝换尿片就要洗屁股，等到屁股全干再涂护臀霜，这样不会屁股红。

囟门是宝宝头上最脆弱的地方

我到齐太太家的时候，她和宝宝刚出院。经过几天的相处，我发现齐太太一家人非常和气，婆媳关系、夫妻关系、母子关系，几乎都是完美的。在这样的家里做事，即便是累一点，心情也是舒畅的。

但是，新的问题来了——孩子的奶奶齐阿姨，对于孩子的卫生问题，几乎达到了苛刻的地步，这可怎么办！

我不是不让孩子保持卫生，而是因为有些没必要的近乎"洁癖"的行为，对于新生宝宝来说，是非常不好的。

比如齐阿姨一有空就会给孩子洗脸，也不是真正的洗，只是用一条蘸了水的毛巾擦拭，过一个小时擦一下，再过一个小时再擦一下。我和齐太太都阻止过她，我告诉她这样老擦来擦去孩子皮肤上的那层油脂都被擦掉了。

孩子满月后，有一天我去买菜回来，发现齐阿姨和钟点工李姐正在小声商量着什么，旁边放着剪刀、毛巾、温水和一条小小的围巾，再旁边是肥白可爱的宝宝。

我大吃一惊：你们要干什么？

齐阿姨看到我回来了，像见到救星一样："钟姐，快来快来，我们准备给孩子剃头。本来要出去剃的，可总感觉外面不干净，没有自己动手卫生。李大姐说她们乡下都是自己动手剃的，她自己的孩子也是她自己剃的，我就让她帮忙给孩子清理一下。"

李姐也说："孩子的头发有点长了，不剃掉恐怕头皮会痒痒，也容易脏。"

原来她们要干一个"大工程"哪！

虽然她们工具齐全，想动手的意愿强烈，但还是被我拦下了。她们毕竟不是专业人员，孩子还这么小，动剪刀的事情，还是要交给专业的婴儿理发师才好。

这个时候，下楼走动的齐太太也回来了，听了我们的讲述，拍着胸口惊呼："老太太们，你们真是胆大！我刚看到报道，说一个粗心的爸爸玩手机，手机砸到孩子头上，正好在囟门的位置，结果……哎呀，你们还要给孩子剪头发，幸亏被钟姐发现拦住你们了。"

一向温和的齐太太，这次是真的惊怒交加了，边说边抱起孩子，左看看右看看。我笑着做证说她们还没动手，她才放心。

接下来我做事的时候，齐太太就在电脑旁忙碌，时不时叫我过去："钟姐，您看看，囟门有多脆弱！""钟姐，看看这个故事，家里六岁的熊孩子直接一巴掌拍到弟弟的囟门上，孩子在重症监护室待了一周，啧啧！吓人。"

她一下午都在浏览关于囟门遭遇危险的页面，越看越后怕，干脆叫来婆婆一起看。再后来的几天，干脆得了"囟门恐惧症"——因为她仔细观察了孩子的囟门，发现那处非常明显地跳动着，跳动的节奏很像心脏。

晚上我给孩子擦洗的时候，她下意识地护着孩子的头顶处，不让我碰。

一连几天，她都是这样。后来孩子的囟门处有了一点点结痂。虽然屋子里开着冷气，孩子不至于出现皮肤病，但是这么多天拒绝给孩子清洗，我还是忍不住了。

等到再给孩子清洗的时候，我半开玩笑地说："齐太太，您先出去回避一下吧！再不清洗，宝宝都有免费的帽子戴了——您看这头上。"

她也知道我照顾孩子一向是稳妥的，就把孩子给我，自己犹豫着出去了。

我边用温水给孩子清洗，边想这婆媳两重天的做法，忍不住笑起来。

囟门指宝宝出生时头顶两块没有骨质的"天窗"，一般把这个天窗称为前囟门，后囟门则靠近头枕部。

囟门的表面是头皮，头皮下面就是脑膜，还有大脑和脑脊液。如果妈妈把手指轻放在囟门上，就可以摸到跳动。这个跳动与脉搏的节奏是一致的。

随着孩子长大，囟门会逐渐闭合。后囟门一般在出生后 3 个月闭合，前囟门要到 1 岁半才闭合。因发育及疾患等原因，有的宝宝囟门未能正常闭合。比如有的宝宝因为胚胎时期母体感染导致大脑发育不好，出生时头围小，前囟门会在五六个月时提前闭合，这样就造成了小头畸形。这种情况妈妈是很容易看出来的。

如果宝宝长到五六个月时，囟门只留下指尖大小，看上去像要关闭但并未骨化，如果目测头围大小正常就不必担心，一般来说这个不属于提前闭合。当然，为保险起见，还是到医院请专业医生判断为好。

囟门有提前闭合的，还有延后闭合的。如果宝宝出生后生长快速又缺维生素 D 和钙，就容易得佝偻病，这样的孩子到一岁半囟门也迟迟不闭合，就属于延迟闭合，这样的情况也需要到医院检查。

所以，从某种意义上说，囟门是观察孩子发育情况的一个窗口，当然它也是新生儿非常脆弱的地方，特别在未闭合前。

囟门虽然脆弱，但也不是碰不得的。一般轻度的按压根本不会使它受伤。而且这个部位容易使污垢聚集，出现结痂，还有可能因清洗不到位而出现头部湿疹。所以要适度护理，保持卫生，只要注意不用过冷或过热的水清洗，不用硬度大的东西触碰，平时外出给孩子戴上帽子，都不会出现什么问题的。

◇•小贴士•◇

囟门异常的信号

过早或过晚闭合：正常情况下，宝宝的囟门闭合时间在一岁之后、两岁之前，闭合太早或太晚都需要就医查明原因。

囟门凹陷比较明显：宝宝有可能存在体内脱水的情况，需要就医咨询。

囟门外凸明显：因情绪波动如大哭大闹引起囟门外凸，情绪平复后恢复正常，是正常现象。除此之外的外凸，则需及时就医。

"小夜猫"关键是要建立晨昏概念

如果宝宝白天呼呼大睡，晚上神气活现，那绝对是带娃人的噩梦。

我记得一个老人曾经说过，他们老家有一个有趣的月子禁忌，就是不要随便问人家宝宝夜里睡得好吗，闹不闹。说是要是被宝宝听到了，就有可能睡得日夜颠倒。

阿英请我来照看宝宝，主要是实在无法扛下去了，因为每天宝宝白天睡得叫不醒，晚上小眼滴溜溜转，一直玩儿，怎么都哄不睡。

我去的时候，宝宝已经一个月大了，依然保持昼睡夜醒的习惯不改，妈妈被熬得满脸憔悴，黑眼圈已很严重了。

宝奶奶认为这是个"夜哭郎"，便用了不少民间的招法，但是都不见效。可问题是这孩子根本不哭，就是天黑后爱玩不爱睡。

我问阿英："你怀他的时候睡眠好吗？"

阿英睁着迷迷糊糊的眼睛想了一会儿："睡眠很好，不过也是白天睡得多。那个时候休假在家，也没人陪我，我先生都是很晚回来，我经常和他聊天聊到深夜。第二天家里没人，自己睡得很香。现在白天要处理孩子的各种事情，晚上还要喂奶、陪他熬夜，真的受不了了。"

好了，养成这个"小夜猫"的答案找到了。当然也不能排除还有其他原因。宝宝昼夜睡颠倒多发生在新生儿阶段，因为宝宝在妈妈肚子里处在一个相对黑暗的环境中，所以完全没有白天清醒晚上睡觉的习惯。

宝宝出生后，家长应该有意识地帮孩子建立白天和黑夜的概念——白天，孩子在睡觉时，除非是阳光直射眼睛，否则不要刻意给他拉上窗帘；夜晚宝宝睡觉时则要关灯，让屋子彻底黑下来。只要孩子建立起正常的昼夜节律，睡眠也就能变得正常。

之所以我要强调拉不拉窗帘、关不关灯，是因为调节昼夜节律时，光线的作用非常重要，无论是自然光还是灯光。正因如此，我每到一家工作，都会和宝爸宝妈强调，晚上宝宝睡觉时屋里不要留灯，那种小夜灯也不要留，要让房间尽可能地黑暗。

另外，宝宝白天小睡的时间可以短一些。新生的孩子从出生一直到一两个月大，每天白天大概小睡三到四次，总的时间不要超过四个小时；夜间就要让孩子逐渐明白到天黑、安静的时候就是睡觉的时候了。白天孩子不睡觉的时候，建议家长多跟孩子进行面对面的交流，因为这也是给孩子进行早期教育的一个非常好的时期。

针对这个"小夜猫"宝宝，我建议，在宝宝白天睡觉的时候，家里人照常做该做的事，包括正常说话、做家务、做饭等。也许这样会让宝宝白天的睡眠没那么踏实，但到了晚上，他就会踏踏实实地睡上一大觉了。

这个建议实施的第一天晚上，阿英的孩子眼睛还是骨碌碌转。刚开始我还和他聊两句，11点以后我就关掉了所有灯，包括宝爸一直让开着的小夜灯，让孩子在黑暗中自己玩。

过一会儿他开始哭，我把他抱起来，但是不说话、不开灯，只是让他知道有人陪着。

就这样，我们调整了一个礼拜，孩子这种黑白睡颠倒的情况虽然还有，但是不那么严重了。再后来，就慢慢好了。

孩子大一点，也有晚睡的情况，这时做父母的需要先知道影响孩子正常睡眠的因素有哪些，比如全家人都习惯晚睡，孩子也会"作陪"，比如孩子白天小睡时间过长，比如下午或者临睡前孩子做了一些比较激烈的活动，神经还比较兴奋，比如孩子心情不好或者身体不舒服等。知道了孩子为何会晚睡，才能知道如何让孩子早睡。

一般来说，让孩子养成规律睡眠的常规做法有以下几种：

营造好的睡眠氛围。全家人都在一起说笑或者看电视，孩子就会觉得还没到睡觉时间。所以，家长一定要在孩子睡觉前半小时就营造好的睡眠氛围，如关闭电视机、调暗灯光、大人之间谈话减少或者声音降低。家长最好可以和孩子一起准备入睡，让孩子觉得到了睡觉时间了。

同时，在孩子入睡前，家长最好给孩子准备一定的入睡流程，很多人也会将此称为"睡眠仪式"：喝奶—刷牙—洗脸、洗手、洗脚—换睡衣—讲故事。整个流程下来，大概30分钟孩子就睡着了，而且每次睡前给他喝奶的时候，他就知道接下来要做什么，也不会排斥睡觉了。

睡觉前一小时避免进行兴奋的活动或游戏。如果孩子玩得太兴奋，就会不想睡觉。即使躺在床上，大脑如果仍旧处于兴奋状态，孩子也会睡不着。所以，建议大家在孩子入睡前一小时不要让孩子进行兴奋的游戏或者活动。可以用一些温和的活动让孩子的情绪平静下来，如播放舒缓的音乐、轻哼儿歌、讲绘本等。

白天让孩子充分运动。白天孩子的运动量是否足够，也会影响到孩子的睡眠质量。很多孩子都是玩累了，不知不觉自己就睡了。所以，家长们不妨让孩子白天充分运动，好好"放电"，夜间睡眠自然就会好一些。

可能有家长会问，孩子夜间睡眠几点开始比较好。**按照正常情况来说，我建议尽可能让孩子在 8：30 躺在床上，9：00 点入睡，最迟不要迟于夜间的 10：00。**

· 小贴士 ·

睡眠和身高增长的关系

有研究表明，孩子的身高 70% 取决于父母基因，30% 取决于后天。在这 30% 的后天因素中，睡眠对身高的影响排在第一位，大大超过运动和饮食，因为在睡眠中会分泌生长激素。

生长激素分泌最旺盛的两个阶段是每日的21:00至次日1:00和5:00～7:00。而生长激素分泌还有一个前提——只有在深度睡眠时才会发生。也就是说，如果在这两个时间段内，孩子没有睡，或者已经醒来，就错过了生长激素分泌的最佳时段。

睡在灯光下的孩子易患近视眼

刚出生的鑫宝，五行缺金，却不缺爱，外公外婆、爷爷奶奶、爸爸妈妈，保姆阿姨……这么多人照顾他一个。

我刚去他家的时候，这一切把我看得眼花缭乱。这么多人看护着，长辈们还觉得不够，又四方打听，再通过朋友的介绍，找到了我。

鑫宝的眼睛非常漂亮，虽然刚出生，但已经能追着光看了——为了让在妈妈肚子里待了太久的孩子感受光明，爸爸特意买了一些光线柔和的灯挂在卧室。

夜里孩子睡在我的卧房里，由我照顾。当我看到宝爸拿着各种落地灯、台灯、线灯送到房间，我非常吃惊："这些灯都要亮着吗？"宝爸马上解释："钟姐，这些灯的亮度都很微弱，应该不会干扰睡眠的。我给你们送过来，一是你晚上起床照顾他方便，二是给孩子一些安全感。"

我摇摇头拒绝了他的好意。

我说，婴儿睡眠时不关灯，不但会影响他入睡，还会增加孩子患近视眼的可能性。有研究数据表明，睡在灯光下的两岁以下婴儿与睡在黑暗中的婴儿相比，近视眼发病率最高可高出 4 倍：睡在黑暗中的孩子患近视的只有 10%；夜间睡在照明灯下的孩子患近视的有 34%；睡在室内较强光照明灯下的孩子患近视的则可高达 55%。在孩子出生后头两年，是眼睛发育的关键阶段，所以，对于卧室灯光的布置，还需谨慎。

宝爸说晚上开着灯能给孩子安全感，对此我也不太赞成。关于"婴儿安全感"，大人们可能真的太怕无法满足孩子了，所以不管是不是真的，很多人都抱着"宁可信其有，不可信其无"的想法，去做一些他们认为对宝宝好的事情。可是我以为，除非有明确的证据表明宝宝缺乏安全感，否则还是顺其自然的好，不要做太多这种大人一厢情愿的事，万一无意中有什么做得不对，对宝宝造成了不好的影响，不就成了好心办坏事吗？

这家里人比较多，都围着一个宝宝转，还不断有亲戚朋友来探望，所以家里有不少小玩具。奶奶经常拿一个里面有铃铛的黄色手摇球来逗躺着的孩子。因为鑫宝睡觉和醒来的时间非常规律，所以奶奶来和他玩的时间也比较固定，而且她一般都会坐到床的对面，正对着宝宝的位置。如此一段时间后，鑫宝一听到铃铛声，就往奶奶坐的位置看。后来我就提醒她，每次来都要换个位置坐，不要老固定在一个位置上，让宝宝盯着一个方向看，这样对宝宝眼睛不好，容易造成斜视。

同样道理，有些妈妈为了贪图方便，总是长期固定一个喂奶姿势，固定坐在一个位置喂。这会让宝宝下意识地去注视某个固定的灯，也容易造成宝宝斜视。而且，在宝宝外出的时候，有的妈妈喜欢用纱巾或者毛巾等遮盖宝宝的眼睛，这样的做法也是欠妥当的。在婴儿期，宝宝的视力发育是最敏感的，如果一只眼睛被遮挡几天的时间，很可能会造成被遮盖眼永久性的视力异常，也就是医生所说的"形觉剥夺性弱视"。

很多家长出于对宝宝的疼爱，都会在宝宝出生以前，就已经给宝宝布置了一个精致的小床，在床的前上方挂上床吊玩具。但是，宝宝的眼睛发育还不完全，看不清离得太近的东西，总体来说是远视眼，如果家长把玩具放得太近，而且长期挂在床的前上方，宝宝要使劲调节眼睛的焦距才能看得到，而且总是朝向一个方向，这样时间久了，宝宝的眼睛较长时间地向中间旋转，很容易发展成内斜眼。**给宝宝挂玩具的正确方式应该是：把玩具悬挂在床围栏周围，距离宝宝眼睛要在 40 厘米以上，并经常更换玩具的位置和方向。**

此外，现在很多年轻爸妈的微信、微博、手机相册中，随处可见宝宝的照片。的确，现在的爸妈都喜欢给宝宝照相，记录宝宝成长的过程是好事，但是，在给宝宝拍照的时候，切忌开闪光灯，因为闪光灯的强光会损伤孩子的视网膜。

基于同样的道理，冬天给孩子洗澡时，尽量不要使用浴霸，因为它的光线实在是太强了。如果实在要用，可以在洗之前打开浴霸升温，洗的时候关掉；或者洗的时候家长的身体挡在孩子前面，不要让孩子直视到浴霸。

在日常生活中，如何预防宝宝发生眼外伤？在宝宝小的时候，尽量不要给他任何尖锐的玩具，宝宝到了一岁左右，开始会走会跑的时候，尤其不要让孩子随手就能抓到刀、针、铅笔、筷子等尖锐的物体，以免宝宝因走路不稳摔倒而让锐器刺伤眼睛。其实这一条，在宝宝成长过程中是要一直强调的，比如等他上了幼儿园，上了小学，就一定要告诉他，不要拿着铅笔和同学打闹。关键是要让孩子自己建立起安全意识，毕竟家长不能一直跟在孩子身边。

宝宝眼睛有时候会飞入小虫子、灰尘，而且多数都是黏附在眼球表面。

这时候宝爸宝妈可以用食指轻轻捏住宝宝上眼皮向前提起，向眼内轻吹，刺激眼睛流泪，将沙尘冲出。记住，此时眼泪是最好的冲洗药水，不要贸然用眼药水帮孩子解决眼睛的问题。如果情况严重，自己实在解决不了，就尽快到医院请医生帮助处理。切记，在问题没有解决前，要坚决制止孩子揉眼睛，避免摩擦伤害。

营养来源于食物，哺乳期的妈妈多吃可以养肝明目的食物，对宝宝的眼睛发育也是有好处的。

这里，送给大家两道明目的菜吧！

第一道是上汤卷心菜卷。准备卷心菜叶 4 ～ 6 片，干木耳 30 克，胡萝卜 20 克，荷兰豆、干黄花菜各 10 克，红椒碎 1 汤匙，上汤适量，盐、蚝油、糖、淀粉各适量。

将卷心菜焯水至软；干黄花菜、干木耳泡发；木耳切丝；胡萝卜去皮、切丝；荷兰豆去筋、洗净、切丝；起锅，倒适量油烧热，放木耳丝、黄花菜、荷兰豆丝及胡萝卜丝炒香，加蚝油、糖，大火爆炒后盛起备用；用卷心菜叶包裹炒好的材料，摆在盘中，隔水蒸 8 分钟；上汤烧开，加少许盐，打薄芡，淋在卷心菜卷上，撒上红椒碎即可。

这道菜的功效是养肝明目，滋润皮肤，对正在减肥的产妇尤为适宜。做的时候卷心菜可整个放到开水里烫熟，这样更容易将整片菜叶撕下。

第二道是干贝枸杞蒸鸡蛋。准备鸡蛋 1 只，干贝丝 2 汤匙（已蒸熟），枸杞 1 汤匙，锡纸 1 张，盐适量。

将枸杞洗净，隔水蒸 3 分钟备用；鸡蛋打散，加入清水、盐、干贝丝搅拌均匀；用锡纸封住装有蛋料的碗放入蒸锅，中火蒸约 7 分钟关火，再闷 5 分钟；撒上枸杞即可食用。

这道菜的功效是滋阴润肺，养血明目。

蒸鸡蛋时，用锡纸将碗口封住，或是扣一个大碟再蒸，能避免水蒸气进入蛋液中，蒸出来的鸡蛋更滑嫩，口感更好。

顺手就能做的婴儿操

云宝是我带过的宝宝里最省心的了，用云爸的话来形容是："心平气和，云淡风轻。"她家里的气氛也非常好。

有一天，云妈和自己的一个姐妹聊天，聊了很久。聊完后她就跑来问我："钟姐，咱们带云宝是不是太简单了？"

我听了一愣，什么叫太简单了？这不挺好的吗？还要怎么复杂呢？

看我一时间没回过神儿，云妈马上笑着说："我和我闺密视频聊天，她告诉我现在宝宝们都有很多健身操可以做。什么样的都有，抚摸操、翻身操、抬头操、防胀气操，还有很多，我也记不得名字了，是不是咱们也给云宝做做看？"

我一听她这话，就明白了。其实这些宝宝操的概念有很多是一些育婴机构给开发出来的，听起来很高大上的样子，但是到底对于宝宝生长有多大的意义，谁也不知道。

云爸还没等我回答，就哈哈大笑起来："翻身操？有没有搞错？是不是还有数手指头操、数脚指头操、吃奶操、喝水操啊？"

云妈有点生气："这是个严肃的话题，你不要乱说。"

说实话，我带孩子的时候也会给孩子做按摩以及一些肢体动作训练，但你要说这是什么操，我还真的没有意识到需要去命个名——因为我不是靠它赚钱，完全是根据孩子需要而去做的。

比如，如果听到宝宝肚子里有"咕噜咕噜"的声响，或者看到宝宝一边哼唧一边手脚乱蹬，脸涨得通红还拉不出来屎，我就知道这孩子胀气了。胀气会让宝宝哭闹不止，严重时还会引发肠绞痛，必须去医院才能解决，所以，在当月嫂的这么多年里，我都非常重视宝宝"胀气"这件事。

一般情况下，我会在宝宝吃奶后1小时或者吃奶前半个小时，用单手轻抚婴儿的肚子，然后以肚脐为中心顺时针旋转，轻轻按抚。或者用双手从婴儿腹部往下轻抚，也是可以的。主要是利用压迫的原理，把宝宝肚子里的气体压出，在这个过程中出现排气排便的现象都是正常的，而且也是我们想要的结果。

操作的时候动作一定要轻柔，有些家长比较着急做完或者动作幅度比较大，做操过程中节奏过快、用力过大，这样只会让宝宝不舒服，产生抗拒，那还不如不做。如果在做的过程中，宝宝紧张、烦躁、哭闹，可暂停一下，等宝宝安静下来后再继续。

所以听到云妈的问题，我想了想说："我们不是一直在给云宝做操吗？你的意思是去外面的一些机构，让育婴师帮孩子做？"

云妈有些奇怪："我们给孩子做过操吗？我闺密说的就是一个机构的名称，不过我给忘记了。我去查查。"

云爸实在是忍不住了："那么点的小婴儿，你能让她做什么操？一二一地跟着节奏来运动啊？咱们平时抱着她，就是爸妈操，给她揉肚子，就是肚子操。抱着孩子满大街去找做操的地儿，你不觉得奇怪吗？"

云爸的话还真有几分道理。我并不是反对给宝宝做这些操，而是觉得有些事情一定要根据宝宝的实际情况，顺其自然去做。比如有的孩子确实表现出了运动平衡能力方面的不足，是可以通过一些训练来改变的。但是如果孩子吃得好睡得好，长得好好的，却非要去做一些额外的训练，那就大可不必了。

后来，我也让云妈自己去理解，这些所谓的婴儿操，其实在我们日常照顾宝宝的过程中顺手就做了。比如云宝满月后，我就会有意锻炼她的抬头能力。之前她几乎全是仰躺或侧躺着，满月后我就每天有意识地让她趴一会儿，好练抬头，每天大概两次，每次五到十分钟。

一般洗完澡，给她擦身上的时候，我就开始做抚触按摩——要等她舒服的时候做，否则她不让你动，一动就闹。

这个按摩是全身按摩，给她抹上润肤霜或润肤露后，将手掌轻按在她的身上，从右往左，或者从左往右，在她的皮肤上抚触移动。对胳膊、腿，可以采取由上往下的顺序。这样可以帮助血液循环，刺激她的皮肤神经，有助于发育。

如果宝宝比较抗拒抚触，不想让人动他，其他时候状态均是正常的，并且生长发育也都正常，家长就不需要担心，这时就不要动他了。强行做抚触，大人累宝宝也不高兴，这就违背了做婴儿操的初衷。

宝宝胀气跟奶粉有关，怎样冲奶粉不起泡泡呢?

先把水倒好，然后再往里面加奶粉。第一勺奶粉加进去以后，摇晃几下瓶子。然后加进去第二勺，继续摇晃几下。以此类推，每加进去一勺奶粉都要摇晃到它溶解为止。

注意，摇晃奶瓶的时候是不能盖盖子的，摇晃好了之后，再把奶瓶盖上。盖上以后还是要轻轻地晃动几下，动作幅度不能太大。要确保所有奶粉都溶解，没有结块。

我为什么会使用这种方法? 因为我刚入行不久时，带过一个宝宝，这个宝宝很容易胀气，然后我咨询医生，医生给了我一种药，让我每次冲好奶粉后滴进去。我就按照他的方法去做，当我把药滴到奶瓶里面以后，发现泡泡全都没了。

后来我才知道，那个药的作用，只不过是让那些泡泡消失，而宝宝胀气就是因为冲好的奶里泡泡太多。后来我就自己悟出来这个冲奶粉的方法，因为我实在不想给宝宝用药，能用物理方法解决最好。

跟钟姐学做月子餐

材　料　瘦猪肉 100 克，响螺片 50 克，鲜山药 20 克，枸杞 10 克，红枣
　　　　4 颗（无核）。

调　料　盐适量。

做　法　1. 将瘦猪肉、响螺片焯水，洗净备用；山药去皮，切片，洗净；
　　　　　枸杞、红枣洗净。

　　　　2. 将除枸杞外的所有材料放入煲中，煮开后大火煲 5 分钟，转小
　　　　　火煲 2 小时，放入枸杞再煲 5 分钟，加盐调味即可。

功　效　补血益气，滋阴补肾。

温馨提示：1. 适合体质虚弱的产妇服用；感冒发烧者不宜。

　　　　　　 2. 购买时要选择颜色鲜艳、气味香的响螺片。

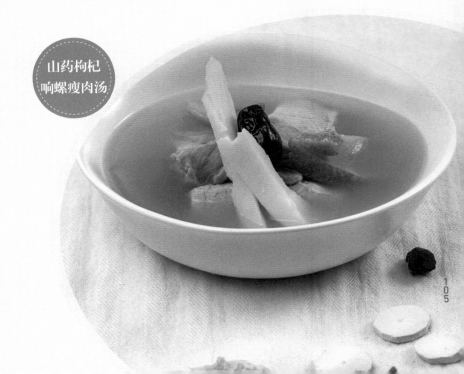

山药枸杞
响螺瘦肉汤

材　料　鲜山药 100 克，猪肉碎 100 克，荸荠 4 个，鸡蛋 2 只。

调　料　葱花、盐、糖各适量。

做　法　1. 鲜山药去皮，洗净，切碎；荸荠去皮，洗净，剁碎；鸡蛋打散。

　　　　2. 起锅，倒适量油烧热，放入猪肉碎、鲜山药、荸荠炒香，倒入
　　　　　鸡蛋液中，再加盐、糖、葱花搅匀。

　　　　3. 锅中放适量油烧热，放入蛋料，用文火煎至两面金黄，盛入盘
　　　　　中，切成三角形摆盘即可。

功　效　健脾补肾，滋阴养颜。

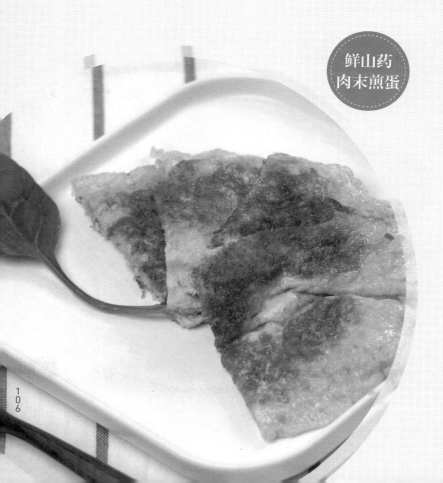

鲜山药
肉末煎蛋

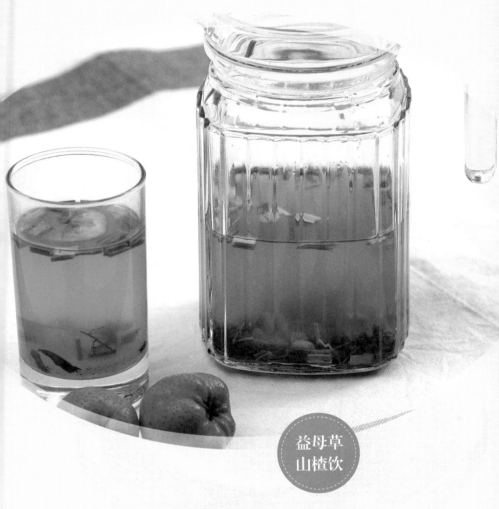

益母草
山楂饮

材　料　干益母草 30 克，山楂 30 克。

调　料　红糖适量。

做　法　益母草、山楂洗净之后放入煲中，倒入清水煮 30 分钟，再加红糖即可饮用。

功　效　通经活血，利水消肿，促进子宫复原。

温馨提示：新鲜的益母草效果更好，但用量要增加到 100 克。

材　料　党参 15 克，炒枣仁 15 克，桂圆肉（干）8 粒，莲子 20 克。

做　法　所有材料洗净，煲 30 分钟即可。

功　效　养血，养肝，安神。

温馨提示：适合神经衰弱、体虚易汗、形体瘦弱的产妇饮用；痰湿者不宜
　　　　饮用。

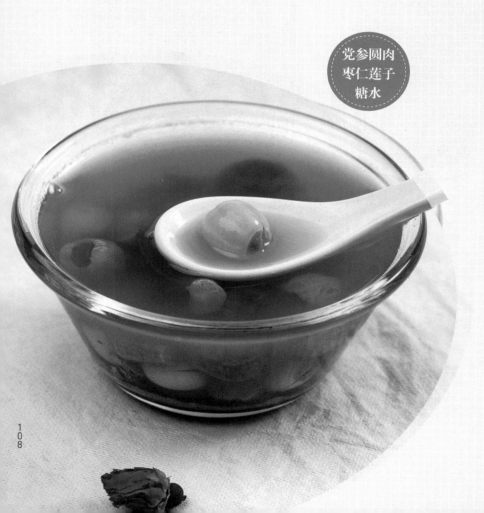

党参圆肉
枣仁莲子
糖水

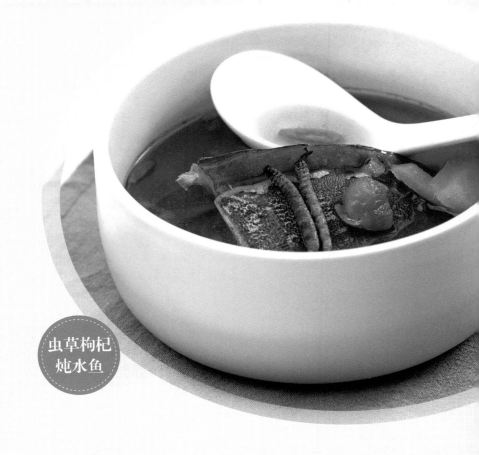

**虫草枸杞
炖水鱼**

材　料　甲鱼 1 只（约 600 克），枸杞 10 克，红枣 4 颗（去核），陈皮 1
　　　　角，冬虫夏草 6 条。

调　料　姜 2 片，盐适量。

做　法　1. 甲鱼清理干净，放入沸水中煮去血水，撕去白膜和黄油，用油
　　　　　煎香。

　　　　2. 陈皮、虫草、枸杞、红枣洗净。

　　　　3. 将全部材料放入炖盅，加开水，隔水炖约 3 小时，加盐调味
　　　　　即可。

功　效　滋补潜阳，补虚固本，养肝明目。

温馨提示：1. 尤其适合肝肾阴虚的产妇。

　　　　　　2. 宰杀甲鱼时取出胆囊，将胆汁与水混合，涂抹甲鱼全身。片
　　　　　　刻后，用清水冲洗掉，就可以去除腥味了。

材　料　猪排骨 150 克，大米 150 克。

调　料　蚝油、干淀粉各 1 汤匙，糖、白胡椒粉各适量。

做　法　1. 用调料将猪排骨腌渍 1 小时。

　　　　2. 大米洗净放入碗中，按 1 : 1.5 的比例加水，浸泡 1 小时。

　　　　3. 将大米放入锅中隔水蒸，先用大火烧开再转小火，蒸至八成熟，
　　　　　等水基本都收入米中，再放入排骨。

　　　　4. 大火蒸 15 分钟，关火再闷 10 分钟至熟即可。

功　效　滋阴健脾，补中益气。

温馨提示：1. 尤其适合气血不足的产妇。

　　　　　　2. 在米中放入几滴油，蒸出来的饭会更香。

排骨蒸饭

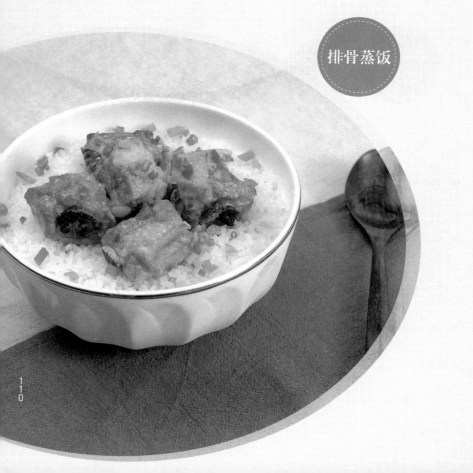

材　料　黑芝麻 100 克，糯米 30 克。

调　料　糖适量。

做　法　1. 黑芝麻洗净，沥干，炒香备用；糯米用清水浸泡 2 小时。

　　　　2. 将黑芝麻、糯米一起放入料理机，加水搅碎后放入锅内，再加
　　　　　　适量水煮至糊状，放糖调味即可。

功　效　补血养颜，健胃养肝，止虚汗。

温馨提示：黑芝麻糊加适量的牛奶，口感会更好。

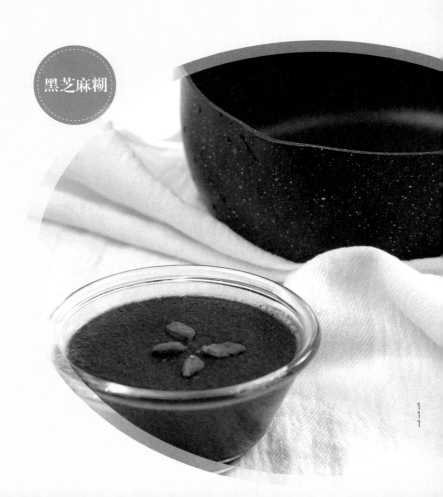

黑芝麻糊

老一辈的月子金律
还管用吗？

对年轻人来说，有老人宝贵的经验在，可能做起事情来会更有把握一些，省力一些，能不犯或少犯错误。但是，有时候，家里老人带来的年代久远的经验，不仅会给宝宝带来实际的伤害，还会给家庭制造种种矛盾。这时候，关键要学会沟通，彼此理解。

空调战争：新生儿怕热不怕冷

7 月，已是烈日炎炎，又闷又热。我本来想和女儿们去海边一趟，好好放松一下，享受享受亲情，但一个电话打来，我只能从香港飞到同样炎热的北京，照看一个刚出生的孩子。

第一次去，开门的是满脸喜悦的宝宝的外婆。比起我见过的很多老人，这位外婆一看就是属于特别有修养的那种。她身上那种恰到好处而不失真诚的热情与礼貌，让我本来有些忐忑的心，立马平静下来。

忐忑什么呢？说实话，无论是在香港、澳门还是在内地，我在每次接一份工作时，总是会问一句："请问，家里有老人吗？"

这也几乎是我们这个行业的从业者最为关心的一个问题。中国人常说"家有一老，如有一宝"，人的经验是做好事情的一个很重要的因素，把老人当成"一宝"，某种程度上他们的"宝"就宝在经验上，对于年轻人来说，有老人宝贵的经验在，可能做起事情来会更有把握一些，省力一些，能不犯或少犯错误。

但是，我从自己的行业经验来看这个事情，却有另外一种情况：很多时候，那些三世同堂甚至四世同堂的家庭，养育一个新生的宝宝，麻烦会更多。为什么呢？有时候家里老人带来的年代久远的经验，不仅会给宝宝带来实际的伤害，还会给家庭制造种种矛盾。

说回我新接的这家。工作了一天，我真是发自心底喜欢这位老人，她特别爱这个外孙，几乎片刻不离，照顾得也非常用心。她对我也很照顾，我做饭时，她会主动来帮我打下手；我帮孩子擦洗，她也会一起来准备该用的东西。每天她都特别开心的样子，没有说累或者抱怨什么，半夜看我起床喂孩子喝奶或者换尿片，还会满脸慈爱地来看看孩子。

尽管如此，在我接手几天后，还是发生了一件不太愉快的事情。

我和宝宝睡一个房间，有天晚上，我都睡着了，被一个声音惊醒。"妈，您怎么又把空调关了？我说过很多遍了，现在这种温度，不开空调是不行的。大人受不了，孩子也受不了啊！"是宝妈王太太的声音。

外婆听了，就心平气和地说："刚出生的孩子，千万不能受凉，不能吹冷气。你小的时候，我都是用被子裹着。老一辈的人都说，小婴儿着风不好，特别是凉风。"

"我是秋天出生的，那个时候的温度多舒服啊，也用不着开冷气。可现在是夏天，这么热，不降温怎么行啊！"

母女对话的时候，我这才感觉出来房间里的温度已经挺高的了，让人很不舒服。这个温度对于月子里的孩子，肯定是不适宜的。我走过去说："宝宝都是怕热不怕冷的，还是把空调开开吧。"然后，就走过去，在宝妈的示意下，重新打开了空调。

老人家脸色立马变了，有些不高兴，但她也没有说什么，估计是不想让还在月子里的女儿情绪变糟，就到别的屋去了。看来，在这件事上，没那么容易说服老人家。

此后几天里，外婆夜里起床时总会下意识地关掉空调，而我被热醒后，会再把空调打开。就这么反反复复，空调一会儿开一会儿关，一直没有达成一致意见。

"呀，钟姐，您看看，宝宝脸上和身上，怎么这么多红疹？昨天还没有吧？"有天晚上给孩子擦洗的时候，王太太很惊讶地说。

我轻轻擦擦自己额头上的汗，苦笑着说："外婆什么时候把空调又关了吧？这是热疹，孩子受不了这样的高温才起的。"王太太看着孩子，又心疼又有些无奈："您睡前空调还开着，估计她夜里不知道什么时候给关掉的。"

说实话，我做了这么久的月嫂，第一次因为温度没有调好，把宝宝热出疹子来，心里也是挺心疼和愧疚的。但是碰到外婆这样固执己见的情况，我又不能太生硬地去说什么，毕竟她的本意，肯定是为了维护孩子的健康，而不是单纯要和我们争执什么。

那天，我当着外婆的面拿出手机，翻出黄晓明妈妈发给我的照片。照片上，黄妈妈穿着薄毛衣，小海绵却穿着短袖。"你们看，这是黄妈妈发的照片，她自己穿毛衣，给小海绵穿短袖，孩子一点问题都没有。"我拿给王太太看，也给外婆看——说者明显有心，希望听者也有意。果然，这天夜里，外婆起夜时没有把空调关掉。

之后，我用一些草药熬制了药水，给宝宝仔仔细细地擦洗了一下。第二天，王太太惊喜地说："钟姐，宝宝的热疹下去了呀！这么立竿见影。"

我说："是啊，就是会立竿见影，温度降低了，孩子身上因热而发的毛病也自然会消失了。"

按中医说法，孩子都属纯阳体质，所以怕热不怕冷，特别是刚生下来不久的孩子。你热着他了，热疹、痱子、痤疮就都找来了。所以，夏天天热的时候，该开空调的时候一定要开，只要注意别把温度调得太低就行了。

判定孩子冷暖，就摸摸他的后脖子

其实，"只凉不热，只饥不饱"，这几乎是一条看护新生儿的金律，它和中医儿科所提倡的"若要小儿安，三分饥与寒"很相似。

我曾为此请教过香港的儿科医生，他们解释说新生儿在妈妈肚子里时，适应的温度是妈妈的体温，也就是 36 ～ 37 摄氏度的温度。在他刚离开母体时，确实需要盖一条棉被，但六个小时之后，他就能适应 26 摄氏度左右的温度了。在夏天，室温普遍过高的情况下，一定要开空调降温，室内温度不能超过 24 摄氏度。

民间有种说法，婴儿会带着母体的一些热毒出来。这种热毒，也就是通常所说的胎毒，它是指母体里的一些毒素，比如由饮食不当或环境因素导致的，经由母子循环传递到胎儿身上。而小孩子肝脏、肾脏的排毒功能还没有发育好，暂时不能排出这些毒素，因此热毒就会经由皮肤排出，在凉爽的环境下，皮肤的负担较小，不会出现热疹、痱子、痤疮等毛病；在炎热的环境下，孩子的皮肤负担就大，什么毛病都跟着来了。

有些人照顾孩子，特别怕孩子会"着凉"，为此会摸摸孩子的手脚——哎呀，看这凉的呀，赶紧穿厚些或者盖厚些。这又是一个普遍的典型错误，也是老一辈人经常犯的错误。

孩子的神经末梢调节体温的功能，并没有特别完善，他的手脚不会像大人一样，正常体温下会温热，发烧的话就滚烫。孩子的手脚，在正常情况下，也是稍微凉的。

那怎么判定孩子的冷暖是否适当呢？摸摸孩子的后脖子——后脑勺以下到背上这块地方。如果触感温热，没有出很多的汗，那就说明他不冷也不热，正合适。这个方法对于一岁以内的婴儿都适用。

我和我的朋友聊天时经常会讲，每次接到新的工作，我心理上经常会处于一种比较矛盾的境地——既会满怀期待的喜悦，也会忐忑不已。喜悦的是我又能遇到一个新的生命，虽然相处的时间不会很长，但毕竟可以见证一段他的成长。而忐忑则是来自不同观念的交锋：每个家庭都有它独特的文化背景和性格各异的家庭成员，对有些不正确的老的育儿观念，纠正起来还真的要费一些脑筋。

宝宝的"头热"可能是假发烧

如果做个关于"新生宝宝最让你揪心的事情是什么"的调查，我想大约百分之九十的家长都会说是"发烧"。

因为宝宝不会表达自己具体哪里不舒服，也因为引起发烧的原因实在太多，所以才更让做父母的手足无措，揪心不已。

我带过一个孩子叫阿比，发生在他身上的故事就非常典型。

阿比的妈妈是一家餐饮公司的高管，做事风风火火。但是生完孩子后，用她先生的话就是，"简直从王熙凤变成了林黛玉"，对孩子的一举一动都过分警惕，生怕宝贝儿子有什么问题。

有段时间，她家先生要出差，就接了阿比外婆过来照应一段时间。外婆一来，我才知道宝妈对孩子的方式从何而来——外婆的敏感程度，几乎比宝妈有过之而无不及。

阿比爸爸出差走之前，特意走到我跟前说："钟姐，家里的事情和孩子的事情就拜托你了。估计带孩子会非常艰难。"他说这番话的时候，颇有些意味深长，然后回头看看忙碌的岳母和妻子，摇摇头开门走了。

后来我才知道所谓的艰难有多艰难。

孩子稍微哭久一点，外婆就让送去医院；稍微吃少一点，外婆就要向儿科的朋友问个半天。幸亏宝妈还算理智，几次以"再观察观察"为由，阻止了外婆把孩子送去医院。

过了几天，外婆极为着急地和我说："钟姐，你有没有发现宝宝不对劲儿？"虽然对她的一惊一乍已经有点习惯了，但听她这么说，我还是心里有些发毛："我倒没发现，您觉得有什么问题吗？"

她皱着眉说："我也怕自己判断错了，但是我观察两天了，这孩子总是头很烫，手脚却很凉，我感觉这样的体温不正常。是不是低烧？低烧就麻烦了，要赶紧去医院看看。"

听她说完，我才放下心来。原来是这么回事。很多妈妈都向我反映过，说宝宝的头部好像总是要比其他地方稍微热一点，那么我今天就给大家解释一下宝宝头部总是很热到底怎么回事。

首先，妈妈们应该明确一点，那就是宝宝头部摸起来比身体其他部位热，不一定是发烧。只要温度没有高到超出正常体温，一般都属正常现象。另外，宝宝睡觉的时候，经常是即使家中开着空调，也会在小头发中冒出细细密密的汗水，这也跟发烧没有任何关系，这一点妈妈们完全可以放心。

宝宝头上比身上热，是因为宝宝的汗毛孔发育尚不完善，所以要通过头部散发体内的热量，故宝宝头部的温度相对其他地方较高。

其次，宝宝的身体在快速成长阶段，这使得宝宝的新陈代谢要比大人旺盛很多，需要通过出汗来调节体温，使其维持在正常范围。加上宝宝又好动，在白天玩闹的时候也会在体内积累很多热量，在晚上熟睡的过程中热量就会大量散发出来，这不仅使得宝宝头部比其他地方热，还会导致宝宝出大量的汗。

所以，宝妈如果发现宝宝头部比身体其他地方热一些，但没表现出哪不舒服，一般不用太过担心。但是如果宝宝在头部很热的同时表现出哭闹等其他不适症状，那么宝宝就有可能发热了，这时候妈妈一定要重视起来。

而据我观察，阿比的精神状态很好，吃东西也正常，所以应该没问题。我和他外婆这么一说，她还是紧皱眉头，关上门出去了。

一会儿，我听到她打了一通电话，然后又传来了她和女儿的争吵声。

"妈妈，不能因为弟弟出过事儿，就认为所有孩子都会出那样的事儿。您一来我紧绷的神经绷得更紧了，夜里睡眠都不好了。我也和钟姐相处了很久，她说没事儿准没事儿，不要听你朋友说了。"

"我朋友是儿科的老大夫了，钟姐是月嫂，我当然要听医生的了。你尽快送孩子去医院，小心驶得万年船。"

"不是我不信医生，我都不知道您怎么和人家描述的呢！上次就打嗝多打几下，您都描述出胃溃疡的症状了！人家也没见到孩子，就听您说挺严重的，当然要建议去医院。您说现在疫情期间，抱孩子去医院发热门诊，给人家医院添乱不说，万一交叉感染了什么，不是更糟糕吗？"

我一听就知道是怎么回事了，就寻机抱着孩子去让阿比妈妈喂奶，两人这才停止争吵。可老人摸摸孩子的头和小手，还是一脸不放心的样子。

外婆出去遛弯了，宝妈才和我说她家人为什么这么紧张孩子。原来她有个弟弟，刚出生没多久就因为发高烧、惊厥又延误了治疗，烧得智力出现了问题，虽然家庭相对富裕，不至于没钱照顾，但父母看着儿子这样还是会心痛。这件事也成了母亲乃至一家人的心理阴影。

我听了，非常同情他们，但还是比较理智地和宝妈说："我还是挺欣慰的，你虽然焦虑，但没有做什么对孩子不利的决定。你要相信，你情绪放松，是孩子健康的最大保障，以后不要想那么多了。"

没多久，阿比爸爸回来了，宝妈立马让身心俱疲的外婆回家了。家里慢慢平静下来，宝宝和宝妈被照顾得也很好，根本没出现想象中的高烧、惊厥情况。而且妈妈的奶水越来越足，孩子也越来越壮实。

小儿低烧可以用凉水擦身子

年轻的时候因为经济条件没那么好，一直处于为生活奔波的状态，我对两个女儿的照顾非常之少。这也是我现在做月嫂时对每个宝宝和父母都倾心倾力的动因之一——仿佛要在别人的宝宝身上，补偿自己孩子缺失的爱。

但是，天下父母爱孩子的心是一样的。

我现在想起大女儿小时候第一次发烧，还心有余悸。那时候女儿刚一岁多点，那天下午她就有些发蔫的样子，胃口也不太好。夜里 11 点半，我发现她浑身发烫，我给她量了一下体温后便急匆匆带着她去医院。

看着医生慢条斯理地给孩子看病，我的焦虑情绪越来越强烈："孩子这是第一次发烧，她这么小，会不会有问题？会不会烧坏脑袋？"像极了我后来碰到的很多年轻妈妈。

然而医生依旧稳稳当当地查看孩子，然后有些不满地看着我："孩子没大的毛病也被你这样的焦虑情绪带坏了。我看了，没什么大问题，这才38摄氏度，有什么好慌的？你回去用凉水给她擦拭一下身体，特别是额头、腋下、腿弯和臂弯处要多擦几遍。观察观察，要是继续升温，你再来医院。"

我瞪大眼睛，有些难以相信。因为那时才是初夏，气温并不是特别高，孩子还发着烧，用凉水能行吗？

但尽管如此，我还是挺信任医生的，他们毕竟是专业人士。我回家后按照他所说的，给孩子用凉水擦了身子，结果真的慢慢降温了，最后好了。

如果不是亲自经历过，我也是不会相信这样的处理方式的。之后在带别的宝宝时，有时家人配合，会同意这样做；有时不配合，就只能按他们的方式处理——吃药或者打针（现在很少有人会考虑打针，比之前理智多了）。但在我带宝宝的过程中，孩子一发烧生病，都是包括我在内的大人最为焦虑的时候。

我在一家照顾小孩时，有一次宝宝发烧，爷爷奶奶都很着急，带着上医院的时候，特别叮嘱我要给孩子多加衣服。那天大家都处于焦虑状态，我犟不过，没办法给他穿上了厚点的衣服。到医院时，孩子已经烧到了40摄氏度。

医院医生看到了，非常生气，说我们："宝宝烧这么高，还给他穿这么多衣服！你们就是这么照顾孩子的吗？发烧了，不但不要穿，要脱才对！"

爷爷奶奶有些不理解："我们发烧，都是捂上厚被子呢！一出汗，不就退烧了？怎么就不能穿厚点呢？"

医生还算有耐心："孩子的'温控器'（体温调节中枢）能和大人的比吗？本来烧得不怎么厉害，你这一捂，直接帮助升温了。"

医生边说边给孩子吃了些药，把烧给退了。

我还碰到过另外一种对待发烧的方式，就是体温稍微高一点，就把孩子往医院送。其实我听到很多医生强调过：发热不是立马要带孩子去医院就医的核心依据，万一遇到交叉感染、奔波疲惫导致病情加重，都会让本来没什么大问题的孩子遭遇更大的麻烦。

判断孩子是否要去医院，有以下几点：

1. 3个月以内的孩子如果体温高于38摄氏度，需要及时就医；

2. 大于3个月的孩子如果体温超过40摄氏度，并有明显的脱水现象（口干且排尿少）、疼痛哭闹、呕吐昏睡，就要及时送医。

3. 如果经过检查，医生判断没有大的问题，看护的时候就不必过于紧张，不必急于用打针等方式退烧。

其实总结起来，对于孩子的发烧、退烧，有几个要点一定要知道。

首先，要明确发烧的原因。发烧可以是很多疾病导致的，到底是什么病，必须由医生来判断，再根据病情开出相应的药。只有把导致发烧的病治好了，才能治标又治本。

其次，退烧方式的选择。除非医生建议，否则不要选择输液的方式。应尽量选择用口服药物和物理方式降温。即使是口服退烧药，也不是想用就用，现在大家基本达成共识：除非医生特别叮嘱，否则一般体温超过38.5摄氏度才需要给宝宝吃退烧药。如果温度不是很高，应首选物理降温。

对于物理降温，家长尤其要明白，依靠皮肤蒸发水分散热降温是孩子降温的主要方式，但如果孩子没觉得那么冷，还非要给孩子穿上厚衣服，盖上厚棉被，捂得严严实实，你让他怎么散热降温？特别是孩子的体温调节能力较差，这样做容易使孩子的体温高到非常危险的程度，还可能因为过度出汗而脱水，造成更大伤害。说到这里多说一句，为了预防脱水，家长还要注意给发烧的宝宝多喂几次白开水，因为如果宝宝身体内的水分不够，出汗散热的水分储备就不够。

有两种错误的物理降温方式千万不能用，那就是冰敷和用酒精擦拭皮肤。有个香港医生告诉我，用这两种方式退热，只是让皮肤表层暂时凉下来，而体内的更多热量都被锁在身体内发散不出，退热效果很差。而且，擦到身上的酒精，会通过皮肤进入身体，对宝宝的神经系统发育造成不利影响。

宝宝发烧，大人惊慌，这几乎是每个有孩子的家庭都会遇到的情况。但是听从医生的建议合理科学地处理，才是对宝宝病情最有利的。

宝妈厉不厉害，就看是不是沟通大神

我在带孩子的过程中，经常会遇到家长们不认同我的做法的情况，他们会说，钟姐你应该这样你应该那样。

我的原则是：如果家长的要求我觉得不会伤害宝宝，就照做，没关系。但如果对宝宝有伤害，我是绝对不会去做的。

我曾经去一家工作，这家小孩的奶奶是个非常懂得养生的老人，经常看一些养生的节目。有一次她受邀请去了一个养生节目，医生告诉她，鸡蛋煮 3 分钟就可以吃了，那样的话营养保留得更好。

她很相信节目上医生的话，有天她将一个鸡蛋煮了 3 分钟就拿来给小孙子吃。我不知道只煮了 3 分钟就拿出来了，打开一看，里面的蛋黄就流出来了，还完全是液体。我很吃惊："您怎么没把鸡蛋给煮熟啊？"

然后她就告诉了我这个养生的秘诀。

我立马说："宝宝不能吃这个鸡蛋，这个蛋黄还是汤汤水水的，还没熟透，不能给他吃。"

她说："没问题的啊，医生说可以吃。"

我说坚决不能吃，别说是小孩子，就是大人都不能轻易吃，不是每个人都能受得住这种东西的。宝宝才几个月，更不可能让他吃这个的。我坚决没让他吃。这就是我的原则：有时候生活里有一些小事，就算孩子家长不是那么专业，只要不伤害宝宝，那她愿意这样做就这样做吧，或者你要求我这样做，我也可以照做。但是如果可能伤害宝宝，就坚决不行。

如果那个医生真的说鸡蛋煮 3 分钟最有营养，我觉得唯一的解释就是这个医生只是从理论上，从鸡蛋的构成上来说，认为煮 3 分钟营养保存得最好，而他自己没有实际去煮过吃过，他都不知道能不能熟。好像他的意思是说，鸡蛋不用煮太老，大概 3 分钟就可以了。但事实是 3 分钟是煮不熟鸡蛋的啊。

但是老人觉得医生的话哪儿会有错，坚持要喂，不愿意听我说。我就直接告诉宝妈了。宝妈也说不能这样给宝宝吃，最终也就没有喂宝宝。但是老人非常生我的气，觉得我在背后告状，弄得我也是哭笑不得。

其实在喂养方面，现在的科学喂养，比起之前吃什么都能养好孩子的观念好太多了，中国孩子的身高也在普遍提升。但是有老人参与的养娃家庭，常常会在饮食上出问题，而且这不是个案，而是非常多的。

我服务的一个季阿姨的家庭，儿媳是政府公务人员，几年前生了大孙女朵朵，今年又添了小孙子哒哒，季阿姨孙子孙女绕膝，令人羡慕。我带的是她的孙子哒哒。她家儿媳这个年纪，正是单位的中坚力量，业务繁忙，宝宝三个月后，经常是我和季阿姨在家。季阿姨觉得自己带大了孙女，经验丰富，我和她的意见经常不一致，所以我和宝妈商议，等孩子断奶后我就离开。

其实宝妈小林并不想让我那么早离开，因为女儿朵朵还小时，一吃奶粉就又吐又拉，大便还带血，但奶奶认为是没有适应，多吃几次就适应了，于是等孩子好了以后继续喂奶粉，这让宝妈心有余悸。哒哒出生后，带牛奶的食物，朵朵妈自己基本都没碰过，也没让哒哒吃过，生怕又出问题。可老人心疼孙子，觉得是宝妈太小心了。

在老人的观念里，小孩子吃奶粉都会拉肚子，等适应了就好。于是奶奶趁宝妈外出、我正做饭的时候，从邻居家要来奶粉，给哒哒喝了。看孙子喝得很香，奶奶特别开心。

结果喝完没多久，还没等宝妈回来，哒哒就开始吐奶，什么都吃不进去。到了晚上，便便也出了问题。

家里人连夜送哒哒去医院，医生说是过敏了。宝宝的一切我们都千小心万小心，可还是因为没做好老人的工作，让孩子受了委屈遭了罪。我和宝妈又内疚又心疼。

把孩子养大本就不容易，如果有个爱过敏的宝宝那更是难上加难。

其中的一大难处就是与家人沟通，尤其是有老人帮忙带孩子的家庭。很多时候，两代人在育儿观念上存在分歧，加上老一辈往往对过敏认知不够，孩子的过敏问题就很容易变成家庭冲突的导火线。遇到这种情况，如果能和老人就孩子的养护达成一致意见，那无论是对孩子还是对家庭来说，都是好事。

根据我这么多年的工作经验，在与家里老人沟通时，宝妈可以试试这些方法：

1. 一切沟通的前提都是为了孩子好。因此沟通时可以试试"我知道你们是心疼宝宝，为了宝宝好……"这样的说话方式。

2. 和老人一起多关注些靠谱的育儿内容，并经常和他们讨论。老人都习惯相信权威，多和他们讲专家说了什么，可以潜移默化地改变他们的观念。

3. 承认并感恩老人对宝宝付出的心血。老人带孩子其实是在替年轻的父母们减轻负担，认可、感恩他们的工作，才会让老人更容易听进去劝。

话又说回来，想让大人少操心、少受累，让过敏宝宝少出状况才是根本。对过敏宝宝来说，日常护理最重要的就是少接触过敏原。首先，从辅食开始，每新添加一种食物，就要留意宝宝皮肤、大便等情况，等确认完全没有问题，宝宝适应一段时间后，再加另一种食物。如果确定对某种食物过敏，在饮食中就一定要避免。

其次如果宝宝经常起皮疹、打喷嚏、眼球发红，要注意是不是对尘螨、动物毛发过敏，及时进行相关过敏原检查。

再次，要注意室内清洁，定期清洗空调滤网，让宝宝远离小动物和毛绒玩具，地毯床单要定期除螨。

最后，那些一到春暖花开、换季就出状况的宝宝，很可能是花粉过敏，要及时进行检查。确定是花粉过敏的话，在花粉浓度较高的季节，就要注意关窗并尽量减少户外活动。

"中国式把尿"，伤害宝宝脊椎还易脱肛

宝宝的腿怎么看都有点 O 形腿，需要绑直纠正吗？

这是困扰李太太的一个大问题。

其实刚出生的宝宝，一般来说腿都不是笔直的，孩子小腿弯着，甚至可以把两只脚板对起来，都是很正常的。一般到一两岁以后，会自己长直。但是李太太几次和我商议，要让孩子吃点苦头，帮她纠正一下。

我耐心地给她解释了多次，最后李太太实在忍不住，和我说："我先生在国外，您是没见到他，他就是 O 形腿。我最担心女儿像他的那双腿了。"

有天早上，她终于对孩子"下手"了，趁着孩子睡着的时候，把孩子双腿绑了几圈。

你想想，孩子能乐意吗？醒后一蹬腿发现蹬不动了，孩子便哇哇大哭起来。

在厨房的我以为出了什么事情，慌忙去看。只见宝妈正一脸尴尬地给宝宝松绑："哎呀，我姑娘脾气真大，不就绑一会儿吗？你长大不当模特啦？和你爸爸的腿一样，像个什么样子。"

我是哭笑不得，开玩笑地和她说："给孩子绑腿，这和老虎头上挠痒痒差不多，还是不要再冒险了。"

又过了几天，我给孩子换尿片的时候，这位为宝宝腿形焦虑的妈妈，突然和我说："哎呀，钟姐，这个尿片那么厚，孩子是不是因为硌得难受，才把腿弯起来的？"

我有种"不祥"的预感："不会呀。您是要干什么？"

"我看，我们干脆不给她用这个尿片了，像我奶奶经常给我说，其实

把屎把尿……"

我实在是太震惊了，提倡科学喂养的今天，我们还是不要听奶奶的了。我又一次及时制止了她的突发奇想。

据我了解，现在很多儿科医生都不让把屎把尿了。因为给孩子把屎把尿，特别容易伤到孩子脆弱的脊椎——在把尿的过程中，宝宝的脊椎是弯曲的，会让腰腿形成一个对折的形状，这就会让孩子的尾椎承受很多压力。另外，给宝宝把屎把尿，抱和端的动作会让孩子的腹压上升，导致直肠向下滑动，经常这样容易造成婴儿脱肛。

所以要我说，还是老老实实给孩子用尿片吧。

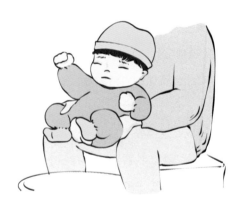

孩子大约三岁时，尿道及肛门处的括约肌差不多刚刚发育成熟，这时候孩子基本可以自主控制大小便了。如果大人经常给孩子把屎把尿，势必会降低宝宝对便意的感知，习惯成自然，如果造成只有大人把尿的时候孩子才有排便的反应，那反而是害了孩子。

是药三分毒，乱医七分险

对于生病去医院这件事，我想很多人都觉得是非常正常且必要的事情。而对于婴儿，如果有不舒服的现象，作为月嫂，我最怕的却通常是家人不但去医院，还会在医嘱之外进行过度治疗——因为担心孩子而过度治疗，真的是家长们经常性的错误之举。

但是，我今天要讲一个生病不去医院的故事。

11月份，天气已经转凉，香港的街道依旧车水马龙，我按地址来到了客户家里。开门的是一个一米八的"阳光男士"，西装革履，穿得很得体。门口放着一个中等大小的旅行箱，看来他正准备出远门。

看到我，他一脸笑意，说："您是钟姐吧？来得正好，您来了我就可以放心走了。"说完把我领到宝妈的身边，温柔地说："这是钟姐，有什么事情，和钟姐商量；想吃什么就让钟姐帮你做，孩子的事交给她就行。我去欧洲了。"

宝妈点点头算是回应。这位先生并没有立即出门，而是热心地带我去楼上，给我介绍房间设施之类。我看到楼上有一个奇怪的房间，里面是一些挂图和摆件，经他介绍，和妻子的信仰有关。然后，他面露尴尬，和我小声说："钟姐，我要和您说一下，我太太其他的都很好，就是因为信仰的问题，平时生病不去医院、不吃药，这个执念，谁也打不破。我这次出差时间久，中间宝宝有什么事情，还要拜托您来多费心。"

我听了，觉得很吃惊。因为我所到过的家庭也有很多人有自己的信仰，但明知生病了还不去医院、不吃药的，还是第一次听说。不过转念一想：也许一切都平平安安，压根不用去医院呢。

宝宝已经有一个多月大了，奇怪的是家里没有像香港其他家庭一样请菲佣，我来之前就是宝妈一个人在照看孩子。宝妈给我解释说，每个人都是细菌和病毒的载体，家里人越少，宝宝生病的可能性越小。好吧，这个说法虽然我是第一次听说，但似乎也不是全无道理。

中午我在厨房做饭，宝妈抱着孩子开始给我讲她的信仰，一种我从来没听说过的信仰。

我也不好打断她，就让她说，有时候礼貌性地应答两声，她见我有回应，说得更加起劲。

宝妈吃饭很随意，不挑食，吃得也不多。每天她除了吃饭就是回房间看一本书，絮絮叨叨地念。除此之外，倒也很正常。

但是担心的事情还是发生了。我来后两个月左右，宝宝发烧了，而且找不出什么明显的原因，用了一些方法，也不起作用。就这样烧了一天，我有些紧张，赶紧给宝宝换好衣服，准备和宝妈一起带他去医院。

宝妈看看我，很坚定地说："不能去医院，也不需要去医院。"

我有些着急了："啊？那怎么办？不能让他一直烧着。"

她笃定地说："我有办法。"

她仍不给宝宝吃药，继续用物理降温，每两个小时洗一次冷水澡，其实也不是冷水，大概是 32 摄氏度，仅仅能够感觉到有点温度。其实无论香港还是内地的儿科医生，也都会在检查完，确定宝宝症状后，对不严重的发烧，建议用物理降温方式给孩子退烧。但这次以我的经验，已经不好判断孩子发烧的原因了。不过她既然这样决定，我想，就先用这种方式降温吧，也许宝宝没什么大问题。过了三四天，宝宝果然没事儿了。

后怕之余，我真佩服宝妈的"坚定"，因为我服务过的家庭，一般当家人看着宝宝发烧，是无论如何也不会连检查都省掉，直接自己在家给孩子治疗的。

宝宝好了以后，很长一段时间里，宝妈一直非常自信地给我讲她的信仰如何有力量。一开始，我还听她说，后来我实在听不下去，看她要开口讲这些，就礼貌性地回避了。

没过几天，宝妈也因为乳腺堵塞发烧了。同样，无论我怎么劝，她都不愿意去看医生，我想用蒲公英帮她敷一下，她也不让。因为蒲公英什么的都属于药，她的原则是只要是药都不能用。我实在是有些无语。

我想了很多种方法，她都说不行。最后我说，那就用冰土豆敷吧！土豆是食物，这下她同意了。我用冰过的土豆片敷完后，再给她用毛巾包上冰块慢慢地推。这期间孩子只能被迫吃奶粉，吃不惯，就哇哇地哭，我心疼得很，但又无可奈何。而据我的经验，如果没有孩子的吮吸，即便她的乳腺堵塞好了，乳汁的量也会减少。

我只能一边用有限的办法给她疏通乳腺，一边劝解她去医院尽快治疗。看着孩子挨饿，她也着急，但还是固执己见，最后竟然和我说："钟姐，不如我就此放弃给孩子吃母乳，就让他吃配方奶粉好了。配方奶粉的营养不是更好？"

我听了简直哭笑不得了，这位母亲不但固执，还有这样的错误认识。其实配方奶粉看着营养丰富，但是脂肪、蛋白质和碳水化合物等营养成分，肯定不如母乳那么好吸收，并且迄今为止，也没有人可以保证能把配方奶做得和母乳的营养成分一样——母乳中有的营养成分，至今仍是未知的。

好在最后经过我精心地按摩，她好了。但是她的乳汁量明显减少，宝宝只能从之前的纯母乳喂养，变成混合喂养了。因为她的这种奇怪的执着，我怕后期又会有什么事情影响母乳喂养，就趁机让孩子习惯于吃配方奶了——从孩子的角度来看，这是多大的遗憾啊。

辅食添加那些事儿：该补脑的是父母

这是一个听起来让人瞠目结舌，但却真实发生的故事。

有一对爸爸妈妈，在宝宝两三个月的时候，把核桃磨成糊，兑在奶粉里喂宝宝吃。宝宝吃完吐得一塌糊涂，都快不行了，于是被送到医院。

医生问："他还那么小，你们为什么要给他吃这个？"

爸爸妈妈说："就是想给他补补脑。"

医生听了，直接怒斥："你们俩应该补补脑！这么小的孩子能吃这个吗？这么粗糙的东西到宝宝胃里面，他根本没办法消化，肯定会伤了胃黏膜。"

很多时候新妈新爸无意间就会犯这样的错误——给孩子乱添辅食。

我记得带过一个宝宝，她不到三个月就会咿咿呀呀地回应大人的话了，非常可爱。有一次我外出回来，看到外婆正在抱着孩子哈哈大笑，我以为是孩子又和她聊天聊嗨了。老人看到我，非常开心地说："钟姐，你来看看，这小家伙怎么这么可爱？来来来，再吃一口，咱们也开始尝尝苦辣酸甜。"

我预感不妙，走过去，结果发现她手上拿了一颗草莓，咬破了个口，让孩子去舔着玩。孩子接触到酸的东西，会条件反射地缩脖子，样子好玩极了。但是我一点都笑不出来，立马制止了外婆的这种逗娃行为——卫生不卫生且不说，这种强的味觉刺激，对孩子一点都不好，会影响后来辅食的顺利添加。

但外婆的意见是，孩子都过百天了，除了奶什么都不吃是不行的，会对食物失去兴趣。她说他们以前带孩子，到了一定的月份，大人吃什么，都会用筷子给孩子蘸点汤水来尝尝。更让我惊奇的是，她说他们湖南老家，都要给孩子吃一点辣椒水的。

这个事后我对这个外婆开始有所警惕了。果然，在喂辅食上，出现了不少矛盾。

从6个月开始，我就做一些米糊给宝宝吃，一直认为辅食添加太晚的外婆，兴奋无比，端着小碗拿着勺子就来了。喂第一口，孩子好像不是很感兴趣，第二口的时候，头就扭到一边了，再喂一口，宝宝很麻利地用舌头顶出来了。外婆这下着急了："哎哟，这可怎么办？不吃东西可不行啊？来来，再吃一口，宝贝。"边说边把勺子递到宝宝嘴边。

其实宝宝一开始不愿意吃辅食的情况，是很常见的。这个时候切忌来硬的，可以连续三天给他吃这个东西，第一天吃一口，第二天吃三口，第三天也许他就接受了，实在不行，就试着用一周的时间来让他适应，反正不能太着急。如果一开始就硬喂，他以后可能就抵触这种食物了。我见过的比较夸张的宝宝，甚至看到勺子就开始抵触——不管勺子里装了什么食物。

所以我一直和宝宝外婆解释，不用急于让他接受一种食物，以免造成孩子对这种食物的拒绝，也就是形成挑食的毛病，外婆将信将疑。不过后来看到宝宝在第四天就能接受米糊了，大家都很开心。

吃了一周的米糊后，一天早上，我听到宝妈在厨房和宝宝外婆说话。我进去一看，打好的胡萝卜糊在容器里，母女两人在犯愁是直接放到米糊里煮，还是炒一下再放到米糊里。"钟姐，给孩子多吃点蔬菜，这样营养更均衡。"

我听了，摇摇头说："给孩子开始吃辅食，让孩子品尝食物的味道，培养对各种食材的兴趣，比获得营养更重要。如果要加蔬菜，就单独让他吃蔬菜吧。""哎哟哟，这孩子好容易愿意吃米糊了，把胡萝卜放里面哄着他吃了多好？万一他不愿意吃胡萝卜，那估计单吃胡萝卜，一口都喂不下去。"

不过在我和宝妈的坚持下，我们做了胡萝卜糊给宝宝，宝宝吃得特别开心。接下来我开始给宝宝加根茎类的蔬菜，一样样分开给他吃，每一种吃三天，看看他会不会过敏。不会过敏的话，才给他换另外一种吃。吃完这些根茎蔬菜，就可以吃绿色的菜了，西蓝花、菜心、小油菜、菠菜都可以，也是每一种菜吃三天，也是要分开来，不要混到米糊里给他吃。

结果宝宝对每样食物都很喜欢，外婆对他会挑食、偏食的担心也彻底消除了。

大家要记住，宝宝加辅食的第一个月，基本上就是把所有能吃的菜都尝试一遍。特别要注意的是，有的宝宝会对土豆过敏，出现吐、拉稀等症状，这样的话就暂时不要再给他吃了。到第 7 个月的时候，就是加辅食的第 2 个月，一天可以两顿辅食，一顿是米粉，另外一顿是粥，这个粥里面就可以加一些蔬菜，一样两样都可以。

⁓⁓ ·小贴士· ⁓⁓⁓⁓⁓⁓⁓⁓⁓⁓⁓⁓⁓⁓⁓⁓⁓⁓

辅食添加注意事项

1. 辅食加鱼的时候，千万不要放到粥里面一起煮。要另外蒸熟了以后，把鱼刺等一些不好的东西挑出来，单剩鱼肉。粥煮好了以后，再把鱼肉放在粥里，滚一下就可以吃了。

2. 肉可以和粥一起吃。

3. 宝宝开始吃水果的时候，尽量先吃那些口味淡的，比如苹果、香蕉、牛油果，不建议一岁以内的宝宝吃西瓜、哈密瓜这些瓜，因为瓜类通常都比较寒凉，如果伤了宝宝脾胃，他将来吃东西的胃口就没那么好了。

孩子的咀嚼能力是需要训练的

相比其他重男轻女的家庭，艾米可以算是那种集万千宠爱于一身的小公主了。但是这个 2 岁多的小公主，身上的各种习惯尤其是饮食习惯，还是让我震惊了。

我到艾米家，是照顾她妈妈和新出生的弟弟。她的整个家族有着延续几代的大产业，家境的优越可想而知。虽然弟弟的出生让家人的聚焦点转移，但是对她的呵护有加依然能从她闪亮的眼眸和幸福的笑容看出来。

虽然家里有厨师和菲佣，但是每餐开饭前，总能听到奶奶慈爱的声音："艾米，吃饭了。"然后小女孩就快乐地跑到餐桌前，开始和大家一起吃饭。

但是不到两天，我就发现问题了，一是艾米吃饭时面前总是要摆着一个视频播放器，放着动画片；二是她两天的几餐饭都是粥！

"水太太，艾米为什么总是吃粥呢？吃点别的不好吗？"第三天，我好奇地问艾米的奶奶。

艾米的奶奶脸上闪过一丝尴尬："她不爱嚼东西，只喜欢喝不用咀嚼的粥。"我觉得奶奶说的应该不是全部事实。后来帮厨的王姨告诉了我关于艾米的秘密。

原来这家人非常喜欢艾米，宝贝得不得了。孩子一直到 8 个月才开始吃辅食，因为家里人怕孩子不会吃，噎着呛着什么的。照顾艾米的月嫂虽然建议过几次，但还是拗不过他们家人，就让孩子一直吃流质的食物。其实，到孩子 8 个月的时候，正常来说，就可以吃肉末、碎鱼肉等一些颗粒状的食物了，可这个时候艾米的家人才同意给孩子吃一些辅食。当时月嫂非常开心，按照自己的经验给孩子做了肉粥。

吃粥那天，爸爸妈妈、爷爷奶奶都围过来，那种紧张的气氛让人发笑。但是艾米喝流质食物习惯了，第一次吃稠一些的肉粥，直接像喝奶一样喝下去了，中间还稍微有些吞咽不顺利，呛了一下。"哎呀，快快快，拍背拍背！要不要打急救电话？！"奶奶首先惊慌失措了。当然，并没有什么大事，只是孩子第一次吃粥的小问题而已。

这下一家人更不同意给孩子吃带颗粒的东西了，连大米小米都要打成糊糊才行。就这样，艾米错过了第 8 ~ 11 个月练习咀嚼的黄金期，加上大人对于她吃东西过于紧张，以后她干脆不愿意吃需要嚼的东西了。

我看到这样一个两岁多的孩子，只能吃各种粥，就感到很悲哀，这样的呵护对孩子来说，明显是另一种赤裸裸的权利剥夺。

过了几个月，一直吃奶的弟弟也要加辅食了。我觉得添加辅食是一件再自然不过的事情了，但是和他们聊起的时候，却发现这事在这一家人那里就没那么简单了。

首先是艾米的奶奶，几乎是百般阻挠。"没关系的，钟姐，不给孩子吃饭，喝这些营养的配方奶都是一样的。等孩子大一些再吃其他食物。"

但我是不允许这样的事情发生的，听到奶奶的这番话，再看着每天只吃粥的艾米，我的抵触情绪自然而然地就萌生了。"我实在不理解你们的想法，孩子到哪个阶段就需要做什么事情，否则就违背了他的生长规律，错过了能力培养的关键期。就像艾米……"说到这里，我感觉艾米奶奶的脸色有些不自然，赶紧停了下来。

艾米奶奶叹一口气说："钟姐，我知道您的能力，也信任您，但是我们心里都过不了一个坎。"

我听了她的这话，感觉很好奇。同时觉得他们对于孩子吃辅食有这么一致的态度，肯定是有什么原因的。

艾米奶奶接着给我说了全家人恐惧孩子吃东西的症结所在。

原来老人有个女儿，数年前生了个很可爱的儿子。孩子一岁的时候，有一次吃饭，被爸爸喂了一口米饭。孩子正嚼得开心，妈妈端着汤碗的手滑，一盆汤砸在了桌子上，热汤溅到孩子手上，孩子哇哇哭起来，结果米呛到了气管里。被送到医院的孩子虽然通过手术捡回了一条命，却因为窒息时间比较久，留下了后遗症。

当时艾米奶奶也在现场，那种情景自然是让她几天惊魂未定，所以无论是对艾米，还是对艾米的弟弟，她都不赞同让孩子去吃一些"危险"的东西。而其他家人也对这件事心有余悸，于是就变成只要孩子用餐安全，吃什么形态的饭，都是次要的。

这真是因噎废食的现实版真人秀了。

其实，**当宝宝有了上下牙咬合的动作之后，就是在告诉大人他已经具备了初步的咀嚼能力，这种咬合能力一般是在孩子五个月前后出现**。这个时候做父母的要做的就是培养宝宝的这种能力，比如喂些辅食，让孩子学会咀嚼和吞咽。我同情他们的遭遇的同时，也为艾米感到遗憾。其实她已经这么大了，即便是现在教她吃饭，她也会不适应这种吃饭的方式，而且随着年龄的增长，她还会对常人所吃的食物产生抵触——不但口味抵触，还有胃消化方面的抵触。因为胃要根据进入胃里的食物来锻炼消化功能。从这个角度说，我们经常让那些脾胃不好的人喝粥，这也许并不完全恰当。天天喝粥的人，肠胃的功能老不锻炼，怎么能强起来呢。

后来，我还是坚持按时段喂给弟弟辅食，这样的坚持得到了爸爸妈妈的支持，因为他们不想第二个孩子还像艾米一样，那么大了还只能吃粥。只是喂养这个孩子的时候，大家更加细心，更加谨慎，以免触动奶奶脆弱的心。

同时，我也建议他们慢慢改变只给艾米吃粥的现状。比如粥不要搅成糊糊状，粥里面本来就有一些米粒，给她保留着，或者煮面的时候把面煮得烂一点，但是不要打成糊糊。然后再慢慢让她适应稍微硬一些的食物，一直到吃她这个年龄段该吃的食物。

虽然我离开她家的时候，艾米的咀嚼能力比弟弟还有差距，但是比我刚去的时候已经好多了。我相信，现在的艾米，已经能享受属于她这个年龄阶段的各种美食了，而且，肠胃的消化能力也会好多了。

吃安抚奶嘴，总比吃手强

欣姐是凌宝的外婆，那种以带娃经验老到自居的老人。我和凌宝妈妈两人联手都难以和她抗衡——特别是在给孩子安抚奶嘴这件事上。

有时候宝宝没到点就醒了，还没饿，只是想做点啥，或者想让自己娱乐一下。这时给他一个安抚奶嘴就行。这是安慰宝宝的一个神器，但是凌宝外婆就是不让，我们把它一放进宝宝嘴里，她就给拔出来了。

"哎哟，这个东西可不能放孩子嘴里，孩子的嘴以后会长得不好看的。"

我说安抚奶嘴是不可能影响孩子嘴型的，黄晓明家的小海绵吃到两岁多，嘴巴长得特别好看，一点影响都没有。

我那天和她说，人家世界卫生组织都说了，如果不给宝宝吃奶嘴，将来他吃起手来就会非常难戒除。因为奶嘴毕竟是"身外之物"，你把奶嘴拿走了，让他吃不到，他也就戒了，但这个手是可以随时往嘴里塞的。我亲见的，有的宝宝吃手吃得厉害，后来手都变形了。

我有一个朋友的女儿，7岁还在吃手。上课的时候老师会忽然找不着她了，原来她躲在课桌下面，吃几口手再起来坐好——她就是戒不掉。

这是很大的一个问题，我真的好着急，就对凌宝外婆说："你让她吃奶嘴吧，否则将来她吃起手来，你后悔都来不及！"

"这种东西都是洋玩意！我见都没见过。哪有这样的，搞个假的奶头来骗孩子。"固执的外婆依然不肯接受我的建议。

其实在香港，安抚奶嘴一直都有，内地是这几年才有，很多人都不接受。我看外婆这么坚持，也就不再和她说这件事了。

对于安抚奶嘴，如果孩子本身没有那样的需求，也不用硬给他。可以先试着给他，如果他很乐意接受，那你就给，不要像凌宝外婆一样一把给拔出来，惹得孩子哇哇哭。如果他抗拒这个东西，那就顺其自然，不用给他。

材　料　黄鳝1条（约100克），青、红椒共50克。

调　料　姜丝、黄酒、麻油各1汤匙，盐、生抽各适量。

做　法　1. 黄鳝去骨，切丝，放入沸水稍烫后捞起，去掉黄鳝身上的滑腻物；青、红椒洗净，切丝。

　　　　2. 起锅，倒适量油烧热，爆香姜丝，放入黄鳝丝和青、红椒丝煸炒一会儿，加盐、生抽，煸炒片刻后加入黄酒，淋入麻油，略炒即可。

功　效　补中益气，补血。

温馨提示：1. 适合产后体虚出汗、体质偏寒的产妇食用，阴虚内热、肠胃不佳者慎食。

*　　　　　2. 黄鳝蛋白质含量很高，脂肪含量偏低，所以炒的时候要快炒，肉质才会比较滑嫩。*

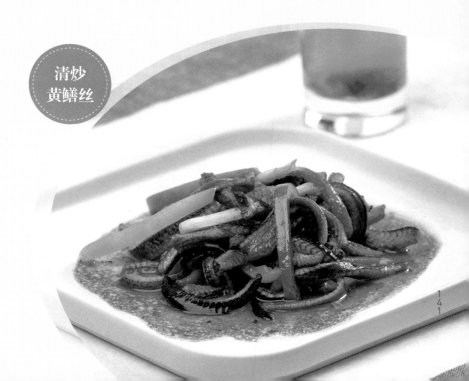

清炒
黄鳝丝

材　料　核桃肉 6 ~ 10 粒，黄酒 2 汤匙。

做　法　核桃肉放入料理机内，加入温水打碎，再放入黄酒即可饮用。

功　效　促进血液循环和新陈代谢，对乳腺不通引起的乳腺炎有疗效。

温馨提示：阴虚火旺者不宜饮用；哺乳妈妈喝完之后 2 小时才能哺乳。

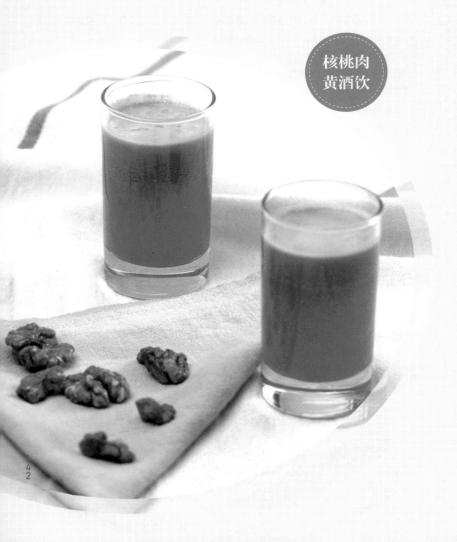

核桃肉
黄酒饮

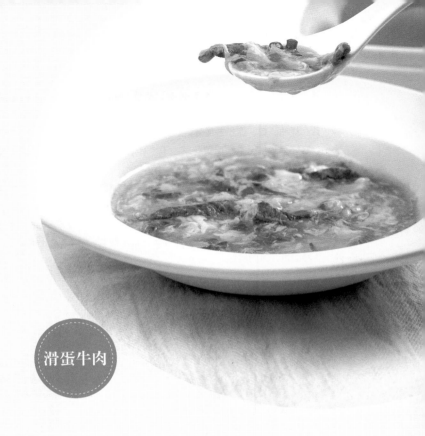

滑蛋牛肉

材　料　牛里脊肉 200 克，鸡蛋 3 只。

调　料　葱花、生抽、白胡椒粉、干淀粉、盐、糖、芝麻油各适量。

芡　料　水淀粉。

做　法　1. 牛里脊肉切丝放入碗中。

2. 1 只鸡蛋打散，将蛋液倒入牛肉丝，加白胡椒粉、糖、生抽，搅拌均匀后腌渍 30 分钟。

3. 牛肉丝加干淀粉、适量的水搅拌后，加入适量的植物油搅拌均匀。

4. 另取 2 只鸡蛋打散。

5. 锅中加入适量的水，烧开后倒入腌好的牛肉丝，变色后迅速捞起。

6. 向烧开的水里放入葱花、白胡椒粉、水淀粉，将牛肉丝倒入锅中，然后倒入蛋液搅拌均匀，最后淋入芝麻油即可。

功　效　补铁补血，抗衰老。

温馨提示：腌渍牛肉丝时加少许油，可以使口感滑嫩；也可加少许盐再食用。

材　料　卷心菜叶 4～6 片，干木耳 30 克，胡萝卜 20 克，荷兰豆、干黄花菜各 10 克，红椒碎 1 汤匙，上汤适量。

调　料　盐、蚝油、糖、淀粉各适量。

做　法　1. 卷心菜焯水至软；干黄花菜、干木耳泡发；木耳切丝；胡萝卜去皮，切丝；荷兰豆去筋，洗净，切丝。

　　　　2. 起锅，倒适量油烧热，放木耳丝、黄花菜、荷兰豆丝及胡萝卜丝炒香，加蚝油、糖，大火爆炒后盛起备用。

　　　　3. 用卷心菜叶包裹炒好的材料，排放盘中，隔水蒸 8 分钟。

　　　　4. 上汤烧开，加少许盐，打薄芡淋在卷心菜卷上，撒上红椒碎即可。

功　效　养肝明目，滋润皮肤。

温馨提示：1. 这道菜对正在减肥的产妇尤为适宜。
　　　　　2. 卷心菜可整个放到开水里烫熟，这样更容易整片撕开。

上汤卷心
菜卷

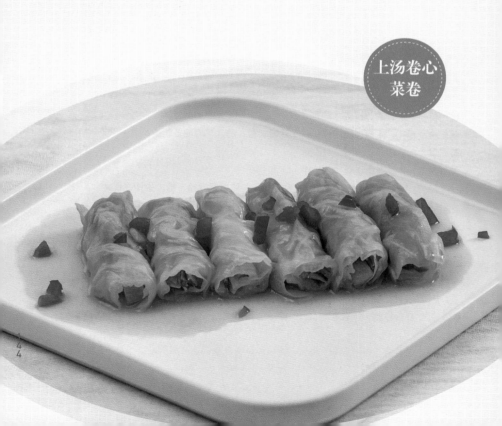

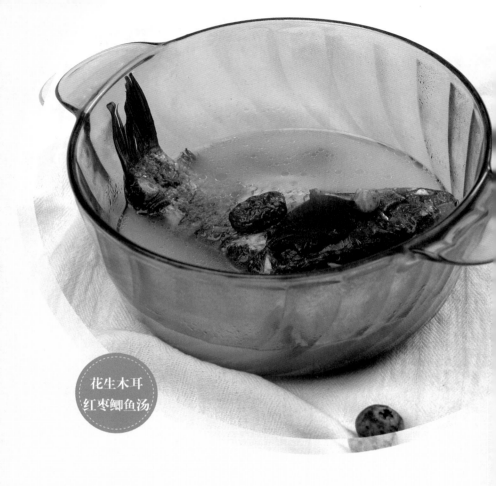

花生木耳
红枣鲫鱼汤

材　料　鲫鱼 1 条（约 400 克），瘦猪肉 100 克，干木耳 2 朵，花生 50 克，
　　　　红枣 4 颗。

调　料　姜 2 片，盐适量。

做　法　1. 鱼清理干净，沥干水后，倒油放姜片煎香，备用。

　　　　2. 花生和瘦猪肉一起焯水；木耳泡发、去蒂。

　　　　3. 将瘦猪肉、花生、木耳、红枣一起放入煲中，加水，水开之后
　　　　　 放鲫鱼，大火煲 5 分钟后改小火煲约 1 小时，加盐调味即可。

功　效　催乳，清肠胃。

温馨提示：1. 鲫鱼有黑白两种，白鲫鱼鲜味较浓。

　　　　　2. 鲫鱼清理干净后，放入盆中，倒入适量黄酒，能去除腥味，
　　　　　　 且能使鱼肉鲜美。

材　料　猪排骨 200 克，通草 10 克，红枣 4 颗（去核）。

调　料　盐适量。

做　法　1. 猪排骨焯水，捞出，用清水洗净，沥干；通草、红枣洗净。

　　　　2. 将全部材料放入煲中，加 6 碗水，烧开之后，大火煲 5 分钟，
　　　　　转小火煲 1.5 小时，加盐调味即可。

功　效　补血补钙，疏通乳腺。

温馨提示：此汤可以在喝催乳汤之前喝。

通草
排骨汤

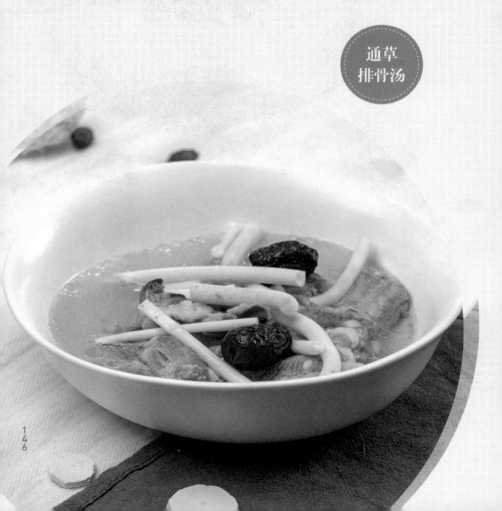

06

宝宝出现
"异常"，别担心

　　我有时候真的希望有的妈妈心大些。有一些事情其实不必太在意的，比如新生儿O形腿、肋骨外翻、胎记、攒肚子等情况。这些都是正常的生理现象，只要不是特别严重，没有影响到正常的生长发育，妈妈们大可不必胡思乱想、惊慌失措。

有胎记的孩子命硬，丢不了

一个微雨飘洒的下午，空闲期的我难得去附近的菜市场买菜。刚到菜市场，就碰到了以前的一个同事，她挺着大肚子正在挑选蔬菜。

我知道她有个男孩，心心念念想再生个女儿，但是一直都怀不上，每次都哭着给我打电话诉苦。没想到很久没联系，她竟然怀孕了！

她拉着我激动地说个不停，说现在这孩子来得太不容易了，她在家躺了几个月才保住，马上就要生了。

我也由衷开心，说："正好我现在在空档期，你生了孩子后，如果没人照顾，我去照顾你。"

那个时候我刚刚进入月嫂行业，真的很喜欢带孩子，看到怀孕的她，就下意识地包揽起来。再说我和这位同事关系一直特别好，也是真心想帮她。

大概过了一个月，她的电话打来了。她如愿以偿地生了个女儿，我连声道喜并欣然前往。

宝宝不是很胖，生得浓眉大眼，和爸爸简直是一个模子刻出来的。但手臂上有很大一块黑色胎记，让人看了有些遗憾。但我想只是长在手臂上，也倒没什么，比起长在脸上的，要幸运太多了。

朋友见了我，仿佛有一箩筐的话要说，但犹豫了一会儿，才开口："钟姐，做女人真是太难了。我在医院住了几个月保胎才生下她来，我有心脏病，你是知道的，生完孩子又住了几天院。"

我说："是挺不容易的，但是孩子健康就好。"

她的眼圈红了："谁都没想到，孩子生下来就有毛病，她爸爸也是心烦得很。"

我有点蒙："毛病？孩子还有什么毛病？"我真怕从她口中说出什么不好的事情来，紧张地盯着她。

"你看，这么大的胎记在手臂上，丑死了。"

我长出了一口气，原来是这个啊。

"我说你们就不要要求太多了，这么高龄生娃，孩子能健健康康就好。再说胎记长在手臂上，有什么关系呢？"

我在很多家当过月嫂，老实说很多宝宝生下来身上都会有些"记号"，有的在屁股上有一小块颜色不深的青色印记，有的在腿上有一小块黑色斑痕，大小不等、颜色深浅不一。当然也有长在脸上的，不过很少，大多是在屁股、臂和腿上，这就是人们常说的胎记。

一般来说，妈妈们怀孕之后就会小心翼翼的，不管是饮食、穿衣、睡眠，还是生活的其他方面都格外谨慎，生怕营养不好或者哪里做得不当，给肚里的胎儿留下什么瑕疵。这样的愿望是可以理解的，可是，毕竟生娃不是做瓷器，很多情况是妈妈们不能控制的。比如长相，你说你希望娃娃像妈妈，可他偏偏像爸爸；再比如，你希望他全身光滑细腻，可偏偏在身上哪个地方留了个小痣，或者长了一块胎记。好在绝大多数胎记对宝宝没有任何伤害，所以不用大惊小怪。

你可能要问了，为什么有的孩子长胎记，有的没有呢？

根据我当月嫂这么多年的所见所闻，以及对胎记的了解，可以告诉大家，孩子长胎记主要有这样几个原因。

首先，可以肯定的是，这与遗传有一定的关系。我在香港工作时，有一家的男主人是儿科医生，他告诉我，胎记是有一定遗传概率的，父母长辈中如果有人脸上长了胎记，那么下一代也有被遗传的可能。如果是遗传性的胎记，基本上没有办法可以避免，但好在遗传的概率并不高。

这位医生还告诉我，如果孕妇的生活环境不佳，营养不足，或者有睡眠障碍，也容易使宝宝长胎记。宝宝长胎记跟营养的关系最密切，如果妈妈营养不均匀，比如缺乏某种营养素，就有可能产生胎记。

同事听我这么一说，眼神慌慌的，好像在回忆怀孕期间生活的点点滴滴，然后说："我除了有时失眠，心情不够好，其他方面都没有什么问题，营养好着呢。"

我点点头，相信她营养是不会缺的，但心情不好当然会影响胎儿的发育，没准就是因为那几个晚上没睡好呢。

她一听，笑了一下，但很快又烦躁起来，一个劲儿地问我胎记会不会长着长着就没了。我说我只见过胎记颜色变淡的，还没有看到完全消失的。比如我带过一个人家的二女儿，这个孩子出生时左乳下部有一小块青色的胎记，后来长到 6 岁的时候，胎记就慢慢褪色，颜色越来越淡，不仔细看根本看不出来那儿原来还有个胎记。但像这样的情况应该比较少。大多数胎记会伴随终生。

因为无害所以不必治疗，比如像我同事孩子手臂上的胎记就可以不用管它。

但是，如果胎记生长很快，或者生长在内部器官上，或者影响到视力、听力、呼吸、运动等，就需要去医院进行检查和治疗。

宝妈听我这么一说，心中的疑虑终于打消了。我说，香港有一个说法，说孩子身上的胎记是孩子从产道出来时，被上帝打了一巴掌，赶到人间和妈妈见面的。所以香港人说，有胎记的孩子命硬，丢不了，更好养活。

她听了开心地笑了。

O 形腿、肋骨外翻，不必大惊小怪

干了这么多年月嫂，说实在的，我有时候真的希望有的妈妈心大些。有一些事情其实不必太在意。比如说新生儿 O 形腿、肋骨外翻的情况。

新生儿 0 ～ 1.5 岁都是 O 形腿，因为宝宝在妈妈肚子里时腿一直是蜷着的，伸不直，这是正常的生理现象，千万不要给宝宝绑腿。等宝宝长大了自然就好了。

另外，新生儿肋骨外翻也是比较常见的生理现象，这是因为新生儿的腹壁肌肉发育不完善，如果喂奶和搂抱时长期保持一个姿势，再加上缺乏维生素 D，导致钙的吸收不好，就很容易导致外翻，只需要正常补充维生素 D，一般都能纠正过来。

像这样看似不正常其实没什么大不了的生理现象还有很多，我给大家罗列一些，未必全面，希望对有些控制不住自己胡思乱想的宝妈，能有帮助。

打喷嚏

新生儿鼻腔黏膜分泌物较少，鼻毛也还没长出来，遇到冷空气、灰尘或者刺激性的气味儿，宝宝就会打喷嚏。这都是正常的生理现象，不是宝宝感冒了。

体重降低

新生儿出生后 2 ~ 3 天，会有一个速降体重的过程。这是因为新生儿体内细胞含水量大，再加上胎便排出，所以宝宝一般体重会减轻 7% ~ 10%，但是通常在出生第 7 ~ 10 天就会恢复，然后每天以 10 ~ 30 克的速度快速增加体重。

攒肚子

新生儿攒肚子，是宝宝胃肠功能发育逐渐走向完善的一个标志。新生儿攒肚子时，短则三五天不拉大便，长则十天半个月，只要宝宝饮食正常，不需要特别护理。

新生儿攒肚子和便秘的最大区别在于：便秘时，一般大便干燥，多呈颗粒状，排便时孩子表情很痛苦或发生哭闹，并且有拒奶的表现。而宝宝攒肚子则没有这些症状。

胀气

宝宝胀气时，可以顺时针揉宝宝的肚子 15 分钟以上。然后可以拍拍宝宝的后背。如果气在消化道的上半部分，也就是在胃里，你一拍气就通过打嗝出来了；如果气是在消化道的下半部分，就是在肠道的话，揉肚子让他放两个屁，问题就解决了。

生理性黄疸

新生儿生理性黄疸，与宝宝肝脏发育不完善有关，一般在宝宝出生后

2～3天发作，4～6天达到高峰值，然后慢慢自动消退。新生儿生理性黄疸，只要给宝宝多喂奶，多晒太阳就可以了，一般情况下不需要到医院治疗。

惊跳反射

新生儿惊跳反射，是指宝宝在睡眠状态下或者正在玩耍时被突然的声音、震动、光线变化刺激到，然后宝宝四肢张开，双手做互抱姿势，这就是新生儿惊跳反射。这是宝宝正常的生理现象，也不需要治疗。

黑便

宝宝刚出生的时候，便便是绿色的，或者是黑色的，不用害怕，这是他的胎便，一两天就排清了，然后就会有黄色的便便出来，那就是正常的大便了。

吃奶不专注

宝宝2～5个月的时候，可能会有一段时间吃奶不专注，东张西望，有一点动静就被吸引注意力，停止吃奶。妈妈们不用着急，这是宝宝的"厌奶期"，是正常现象。如果宝宝停下吃奶，也不要勉强他吃，耐心等待即可。但是要注意尽量给宝宝一个安静的吃奶环境，避免在嘈杂的环境中喂奶，这样宝宝吃奶时可以专注一点。

新生儿长"马牙"，最怕呛气管

无论从事哪种职业，要想获得成功，都是要经过磨砺的。在做月嫂初期，我也曾经碰到过不少让人苦恼的事情，也经历过沮丧和困惑：并不是每个生命的诞生都是让人欢欣和感恩的，这世界上有些人对生命的理解简直让人匪夷所思。

依然记得那个一出生就长牙的孩子，记得我陪着宝妈带着宝宝住在酒店的那段日子。

和很多次去新的雇主家的心情一样，那次我在去的路上，也难免会猜想：这是一个什么样的家庭？宝妈是一个什么样的人？宝宝是不是可爱至极的小胖墩？

到了他们家才知道，我将面临从未有过的奇遇——宝宝出生的时候就长了一颗牙，而孩子的奶奶觉得这是太不吉利的事情，坚持让儿媳带着孩子搬出去住，等孩子的牙掉了才能回来，不然就会"克"到家里的老人。而我的任务，就是陪着产妇和宝宝暂住在酒店里。

了解了这些情况，我真想打退堂鼓回去了。在酒店里照顾产妇肯定有诸多不便，比不上家里各种物品齐全。再说，眼前宝妈哭哭啼啼、婆婆横眉冷对的景象，让我对这个家有点抵触。

宝妈见我迟疑，用一双无助的眼睛看着我，说："钟姐，我们找了好几个月嫂，都不愿意接受这样的情况，求您一定要和我们一起去酒店，不然，我真不知道该怎么办了。"

看着她泪痕未干的脸，我说不出的怜惜，心一软，就和她一起上了车。

刚出生的婴儿长牙的情况我以前听说过，但我知道一般都是马牙。所谓马牙，就是在牙龈的地方出现白白的东西，可能是宝妈孕期补钙补多了导致的，这种牙是没有牙根的，长着长着就掉了。

离开家前，我还想跟这家的婆婆解释，可她根本不听，认为不管马牙牛牙，都会克人。

无奈之下，我只好跟着宝妈去了酒店，当起了"酒店月嫂"。

酒店里非常漂亮，但是毕竟不是家里，要照顾产妇和宝宝，真的比在正常家里难得多。宝妈看着周围的环境，皱着眉头，盯着宝宝流泪。她大多数时间都搂着宝宝，很少放下。我知道她是有苦说不出，让宝宝受委屈的滋味，对妈妈来说真的是不好受。

在酒店的前几天，我用购置的电饭锅煮清粥、蔬菜粥、瘦肉粥、银耳汤……这时候要吃一些清淡的，因为宝妈需要排出恶露。几天过去了，宝妈要加强营养，电饭锅食谱也要升级了。

我拿出宰好的乌鸡，清洗干净，在鸡肚子里塞了姜，然后在鸡身上抹了麻油，打开电饭煲，淋入少许水，放入清理好的乌鸡。很快，我新创的"麻油乌鸡"出炉了。

宝妈边吃着鸡边说："真是太好吃了，钟姐你真有办法！"我听了又心酸又感动，笑着说："你喜欢吃就好。"

宝妈吃着吃着突然流泪了，我吓了一跳："怎么了？月子里不要流泪，对眼睛特别不好。"

宝妈擦擦泪说："钟姐，说起来，您做得比我身边所有亲人都好，而且这样的条件下，您还能花这么多心思给我做饭做菜，照顾宝宝，真是太感激您了。"

我这才放心——不是因为处境哭，那就好。面对这样的处境，我其实也非常为难，这种月子生活，要比居家有太多困难了。夜深人静的时候，我也会怀疑自己到底在做什么，有没有必要坚持下去。但是看着宝妈和宝宝，我又有太多不忍，只能笑着坚持下去。

后来我回忆，也是从这天起，宝妈不再唉声叹气，她也和我一道做起"电饭煲"的文章。我们开始尝试着用电饭煲做鱼汤、酒酿、炖排骨、猪肚黄芪汤，蒸鸡蛋，煮青菜……并不是每一次都能成功，但我们从来没有气馁过，反而越做越有兴致。

宝妈渐渐地走出了阴影，笑容越来越多。她其实是个非常天真善良，也很乐观的人。

有一次，宝宝睡着了，我们两个一起把莲藕和排骨清洗干净。她说："莲藕和排骨要一起放入电饭煲，这样莲藕才能入味儿。"我坚持说："要先放排骨，煮六七成了以后再放莲藕。这样能保持莲藕的新鲜度。"

宝妈居然说："来，钟姐，我们剪刀石头布，谁赢了听谁的。"然后我们就认真施行，三局两胜，这过程让我俩笑得直不起腰来。

快乐之余，我想，如若在家里和本就有成见的婆婆待在一起，她的精神状态肯定不是现在这个样子。

在这种"封闭"生活里，宝爸经常来送一些生活必需品，但是宝妈始终不原谅他。

有一次，他带来了很多食物和宝宝的小玩具。宝妈不理他，站在离他很远的地方说："我和孩子不需要你，你去陪你妈去。"

一听这就是气话，宝爸好不容易来一次，说这些没用的话显然不合适。

但我也不能插话，只能默不作声。

宝爸说："我知道你委屈，但我妈是真害怕，她说宝宝出生时带牙，家里会走一个老人的。"

宝妈说："她那是迷信，你的书都读到哪去了？连这都分不清？"

宝爸讨好地说："和她一个老人计较什么？别生气了。"

宝妈并不理会宝爸，拉长脸下了逐客令。宝爸只好悻悻地离开。

就在宝爸走后没几天，宝宝的牙自己脱落了。我和宝妈又惊又喜，惊的是不费吹灰之力牙就掉了，喜的是可以结束这种非常的日子了。

宝妈对我说，这还真是你说的那种"马牙"呢，长着长着就掉了。

现在宝妈们在孕期吃得都比较好，尤其补钙补得多，导致宝宝很容易长出这种马牙来。但即使是马牙，当妈的也不能马虎。因为马牙没牙根，随时可能掉落，如果掉在嘴里没及时发现，被吸进气管就麻烦了。另外，由于新生儿咬合和舌头运动不协调，舌头与马牙摩擦后容易形成舌部溃疡，婴儿吸奶就会非常痛苦，所以宝妈们要特别小心。

当然，也有新生儿长真牙的，那是早生牙，但这种情况不太多。新生儿长了早生牙后，如果发生松动，一定要去医院拔掉，因为如果掉落的牙齿呛进气管，那可是人命关天的事。拔这种牙很容易，因为牙根比较浅。

宝妈再次抱着宝宝进家门的时候没人拦着了，大家都知道宝宝的那颗牙掉了。

但我还是非常感叹，觉得只因一颗马牙就引起了家庭的不和睦，太不值得了。

回到家，宝爸就围着母子俩忙前忙后，说："你在外面受委屈了，现在到家了，想吃什么就让钟姐帮你做，有什么不开心，你就和我说。以前没做好，现在补上。"

宝妈说："我要吃电饭煲做的麻油乌鸡。"

我说："行，我这就做去。"说着我和她对视一眼，宝妈眼里满是热泪。这段时间相处的点点滴滴，我们都是终生难忘。

从此以后，我再也没有动过放弃月嫂这个职业的念头。因为我知道，遇到再大的困难，只要去想办法，总能战胜的。再难的困境，只要调整心态，都会有好的变化。不气馁，不放弃，用对的方法做事，就一定会摆脱暂时的困难，走出看似难以走出的困境。

不足月剖宫产加大卷耳风险

我这些年辗转于香港和内地之间，加之职业的原因，接触过太多人。一般来说，一个人无论他有着什么样的身份，在我眼里都只不过是"宝宝家人"。

但是，我见到那个山东来香港的老爷子，还是深受触动。

什么叫唯我独尊？什么叫霸气十足？什么叫气场七丈二？看到他就知道了。

我到他家的第一天，他把从内地带过来的保姆介绍给我后，就径直地走过去了，我甚至不确定他是否轻微和我点了头。

这家人专程从山东来香港生宝宝，应该是家资颇丰。家里刚生了宝宝，全家应该满脸喜气才对，但我第一次踏进他们租住的公寓时，就觉得气氛不对。

老爷子在家里很有威权，只要他在家，其他人都唯唯诺诺的，不敢大声说话。宝妈成天唉声叹气的，拉长着脸，有气无力的样子，根本不是喜获宝宝的状态。宝爸很少在家，婆婆则经常和好友们一起活动，跳舞唱歌，也不常在家。即使全家人一起吃饭，也是会议式的礼貌程序，完全没有家的温馨和舒适。一顿饭下来，除了老爷子发声，整个饭桌上鸦雀无声。

在这种气氛中我感觉很压抑，但又不好说什么，毕竟是有合约在先的。

第一天我抱着宝宝的时候，发现他右边耳朵是卷着的——正常宝宝的耳朵是支在脑袋两旁，而他的一只耳朵却无精打采地卷着。我心疼地摸了又摸，眼泪差点流了出来。宝宝迷迷糊糊地睡着，小嘴巴合得紧紧的，睫毛浓密。如果不是这耳朵，宝宝应该是相当帅气的。

不一会儿，宝宝哭了，可能是饿了。我起身给宝宝冲奶粉，却突然发现宝宝的嘴巴是歪的。

我好奇地看着宝宝的小脸：怎么回事？我看错了吗？

我赶紧冲好奶粉把奶嘴塞进宝宝的嘴里——没事的啊，吃奶挺正常的，也不漏。

吃完奶，我又看了看他的小脸，没见什么异常，就和他说话，一边说一边逗着他。不一会儿，他就笑了起来，笑模样也和正常宝宝一样，看来真的是我看错了。

等他再哭的时候，我又好好观察了一下：不对，宝宝哭的时候嘴巴是歪的。

看来这是宝宝的缺陷。

宝宝耳朵和嘴巴有这样的毛病，放在任何一个大人身上，也是受不住的，宝妈唉声叹气当然也就不足为怪了。

有一次，我给宝妈送餐的时候，推门进去，听见宝妈嘤嘤的哭声。她见我进来，赶紧控制住了自己。

我轻声地说："有什么不开心就讲出来吧，放在心里容易得产后抑郁症的。"

宝妈迟疑了一下说："我宝宝没足月就剖出来了，整整提前了一个月的时间，爷爷说必须提前，他找了懂的人算，这是全年最好的一天，他要让自己的孙子在算好的日子里出生。于是到了这天，不分青红皂白，就把宝宝给剖出来了。结果就是这个样子，你说我能不伤心吗？"

我听了这话，半日无语。

为了所谓的吉日，提前把宝宝剖出来。这样的事情，不管是在香港还是内地，我都听说过。但是一般都是提前三五天，像这样提前这么多天剖的，还真是第一次听到。

这也太疯狂了！

我问："你为什么要同意？应该再坚持一段时间嘛。"她摇摇头说："您也看到了，老爷子的性子是全世界谁都不放在眼里。家和公司都是他的，平时又强势惯了，他的决定，就是圣旨呀，我根本不敢说个不字。"

我同情地看着宝妈说："出院的时候医生怎么说，能治好吗？"宝妈说："就是因为医生说宝宝的问题长大了可以解决，爷爷才一直没认识到自己是错的。直到现在他都觉得是宝宝本身就有问题，而不是生长的时间不够。"

情况非常明晰了：宝宝妈妈心里埋怨公公的这个决定，认为是这个决定导致宝宝生下来就是有缺陷的；而公公对此不以为意，总觉得都是小问题，花钱就可以解决。关于治疗方案，香港的医生说，嘴巴歪的问题，有可能是神经性的，也许大了就会自愈；但耳朵卷折，是因为少了一根软骨，等宝宝大些了，能够接受全麻的时候，要动手术来修正。后来他们回内地再看医生，医生说等宝宝大了，耳朵和嘴巴这两个毛病都可以通过做手术予以矫正。

无论如何，结果还算乐观，这些缺陷起码是可以通过医学手段矫正的。我照料宝宝的过程中，满心都是怜惜。不管是否因为那个决定造成了宝宝今天的状况，还是其他原因，提前一个月出生，宝宝的健康总是比正常足月的宝宝要差一点的。我总是百般呵护，时刻不离宝宝半步。

但是，宝宝爷爷的态度是从无愧疚，这一直让我百思不解。我一直在想，其实这个宝宝的命运，和他的家人，特别是最初决定他命运的人，有太多关系。我真心希望天下所有的宝宝都能健康成长，为此，抛开那些不可抗的因素，人为的惨剧能少一些就少一些吧。

有些育儿方法可能会随着时代的发展而过时，但是无论到什么时候，自然规律始终是要遵守的。

毕竟，有什么能比宝宝的健康更重要呢？

宝宝哭闹不停必有隐情

我带的大多数孩子都是健健康康的，但是也有个别孩子是有些小问题却不容易被发现的。

那天骄阳似火，柏油路像被晒化了一样，我来到香港北城的一个居民住宅区，这是我第一天在这家上班。

开门的是一个笑容满面的年轻女子。她家的房间很多，我和宝宝住在最里边的一间房。看着收拾干净整齐的房间，我心情舒畅极了。

我一边看着房间，一边问宝妈在饮食上面有没有特殊的喜好。宝妈是个比较爽朗的人，说："只要是健康的食物就可以，我什么都能吃的。"碰到这样的宝妈，我预感这家的孩子也会很好带。

这是个男宝宝，长得眉清目秀很精神，眉眼像他爸爸，脸型像他妈妈，结合了两人的优点。宝宝唯一的坏习惯就是爱哭，而且哭起来没完没了，用尽方法哄都没用，直到他自己哭累，睡着。

因为这个缘故我和宝妈还闹了一点不愉快。

那天，我刚把奶瓶伸进宝宝的嘴里，他就开始哭起来。我赶紧把奶嘴拔出来，试了试温度，正好合适呀，浓度也是平时的标准，奶粉一样，口感也一样，到底为什么哭呢？

我正找原因呢，宝妈过来了，心疼地说："宝宝怎么委屈成这样了？"我说："奶方面什么问题都没有，我还没找到宝宝哭的原因。"

我想检查一下宝宝是不是拉了，快速地解开尿不湿，一看，果真拉了。宝妈见状赶紧说："你先处理一下，我来准备洗澡水。"

终于清理完了，可宝宝还是哭个不停，整个洗澡过程中也一直在哭。

我有些着急地问宝妈："我带过很多宝宝，都没见过这样哭得停不下来，要不要去医院检查一下呢？"

宝妈说："宝宝哭是正常的，不用大惊小怪吧？"

我说："这种过度的哭肯定有什么原因。"

宝妈性格比较直来直去，立马说："钟姐，孩子小，说点吉利话比较好。"

带了这么多年孩子，我知道新生儿中有的病是不容易发现的，但肯定有征兆。也有一些看不出来，但确实是一种病症。这些都要引起宝爸宝妈们的高度重视，只有把一切隐患找出来排除掉，才能保证宝宝的健康，保证宝宝顺利成长。父母希望孩子好的心情是可以理解的，谁都不愿意接受孩子有什么问题。所以我也非常明白宝妈对我担忧的不满。

停了一会儿，宝宝又哭了起来，我们也开始手忙脚乱地检查到底是什么原因。

不是拉了，也不是饿了，身上也没汗，也没伤。

我抱着孩子对宝宝的奶奶说："宝宝肯定有什么不舒服的地方，现在带着去医院检查一下吧。"宝奶有些迟疑，宝妈说："钟姐，他还没满月，带出去不好吧？"

我这次态度非常坚定，因为这也是我的原则——我一般都愿意按雇主的意思去做事，但前提是不能对宝宝有任何伤害。

就在宝妈休息的时候，我和宝宝奶奶抱着孩子来到了医院。医生给我们开了一些相关的检查单子。还好，两个人一起带着孩子来，多少有个照应。直到下午，所有检查才算做完。医生看完结果说："没事，都是正常的。"

就在这时，孩子张开嘴哭了起来。医生赶紧看了看宝宝的舌头，有些心疼地说："这孩子的舌头下面有一条筋，他自己觉得不舒服。这个需要手术，不然以后说话会受影响。"

宝宝奶奶听了着急地说："这么小就手术会不会有危险？"医生说："很简单的手术，只需要把筋割一刀，舌头能自由伸缩就好了。"

回到家里，宝宝奶奶把医生的话讲给大家听，宝妈说："手术，马上手术。"

手术很顺利，没几天宝宝就出院了。说不清是不是因为这条"筋"使宝宝不停地哭，还是其他原因，但这以后宝宝哭的次数就少了很多。这个宝宝如今都会喊奶奶了，声音清脆，吐字清晰，不但没有异样，而且说话很清楚，很悦耳。

对于这些不容易发现的问题，我们要仔细观察。除了舌头下面的"筋"（舌系带），还有一些小毛病比较隐蔽，比如痤疮、上火、皮肤病……无论是哪种情况，只要发现宝宝出现了哭闹不止、吃奶不好等异常状况，都要第一时间去检查并进行相应治疗，只有这样才能保证新生命健康成长。

材　料　红菜头半个，玉米 1 根，苹果 1 个，胡萝卜 1 根。

调　料　姜 2 片。

做　法　1. 红菜头去皮，洗净，切块；苹果洗净，切块；胡萝卜洗净，去
　　　　　　皮，切段；玉米切段。

　　　　2. 将所有材料放入煲中，加入清水煲约 1 小时即可。

功　效　清肠排毒，养颜消脂。

温馨提示：可加盐调味。

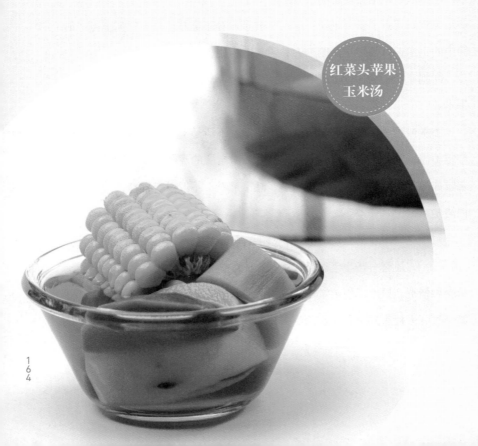

红菜头苹果
玉米汤

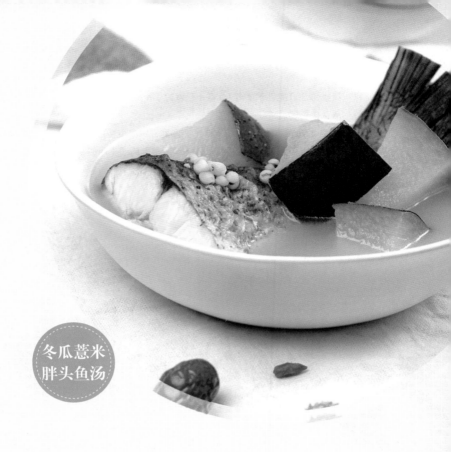

**冬瓜薏米
胖头鱼汤**

材　　料　胖头鱼尾 1 条（约 400 克），冬瓜 150 克（带皮），生薏米
　　　　　15 克。

调　　料　盐适量。

做　　法　1. 冬瓜洗净，切块；薏米洗净；鱼尾去鳞，洗净。

　　　　　2. 起锅，倒适量油烧热，放入鱼尾，煎至两面金黄，倒清水煮沸，
　　　　　　下所有材料，煮约 1.5 小时，加盐调味即可。

功　　效　健脾益胃，利水消肿，美容养颜。

*温馨提示：可以用鲤鱼代替胖头鱼尾，但要将鲤鱼两侧皮下白色的筋抽
　　　　　　去，以去除土腥味。*

材　料　猪排骨 200 克，干冬菇 50 克（已发好）。

调　料　葱花 1 汤匙。

腌　料　蚝油 1 汤匙，糖半茶匙，干淀粉 2 汤匙，白胡椒粉适量。

做　法　1. 将猪排骨用腌料拌匀后，放进冰箱冷藏室腌渍 1 小时；冬菇蒸
　　　　　　熟，切片。

　　　　2. 蒸锅倒水烧开后转小火，放入冬菇、猪排骨，小火蒸 30 分钟
　　　　　　后盛出，撒上葱花即可。

功　效　滋阴润燥，丰肌泽肤。

温馨提示：猪排骨在腌渍之前一定要擦干水，这样才能入味，口感更好。

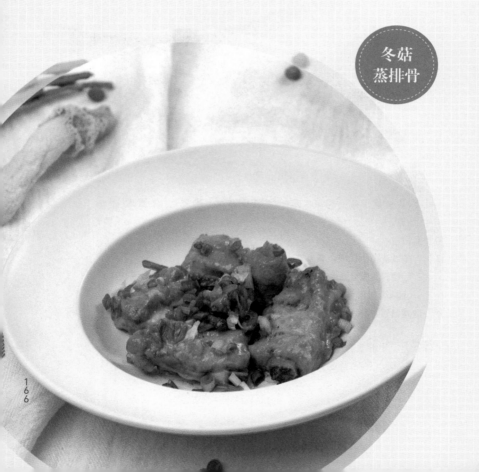

冬菇
蒸排骨

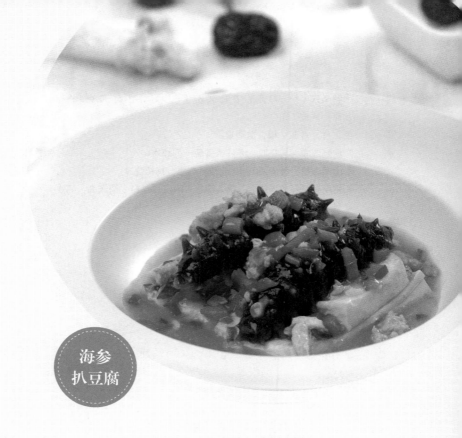

海参
扒豆腐

材　料　豆腐 200 克，海参 100 克（已发好），猪肉碎 50 克，鸡蛋 1 只。

调　料　红椒粒、姜蓉、葱花、蚝油各 1 汤匙，干淀粉、盐、糖各适量。

做　法　1. 豆腐切厚片，用淡盐水浸泡 1 小时，捞起沥干或擦干备用；海
　　　　　参焯水；鸡蛋打散。

　　　　2. 起锅，倒适量油烧热，豆腐裹鸡蛋液下锅煎至两面金黄，盛起
　　　　　备用；用淀粉打一个薄芡备用。

　　　　3. 锅内留少许油，下姜蓉爆香，放猪肉碎炒熟。

　　　　4. 将豆腐回锅，加清水、蚝油、糖，熬至汁稠，放海参翻炒，倒
　　　　　入芡汁，撒上葱花、红椒粒，炒匀即可。

功　效　补肾，美容养颜。

温馨提示： 用淡盐水浸泡豆腐可以去除豆腥味。

材　料　水鸭半只（约 600 克），花胶 50 克（已发好），山药 50 克，枸杞
　　　　5 克，陈皮 1 角。

调　料　姜 2 片，香葱 2 根，盐适量。

做　法　1. 水鸭洗净，与花胶、姜片、香葱一同焯水。

　　　　2. 山药去皮；陈皮浸泡 10 分钟后洗净；枸杞洗净。

　　　　3. 将所有材料放入炖盅，倒入清水，水漫过材料 3 厘米高，隔水
　　　　　 炖 3 小时，加盐调味即可。

功　效　滋阴补肾，健脾益气。

温馨提示：花胶的胶质比较多，肠胃虚弱的人不能多吃。

山药枸杞
水鸭炖花胶

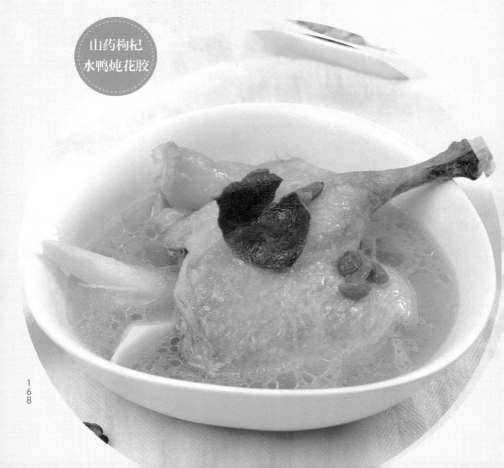

材　料　小米 30 克，大米 10 克，鸡柳 50 克，胡萝卜 30 克。

调　料　姜丝 1 汤匙，葱花、盐、干淀粉各适量。

做　法　1. 鸡柳切丝，放干淀粉、盐腌渍片刻。

2. 大米、小米洗净，放入锅中熬成粥。

3. 胡萝卜去皮，切丝；将胡萝卜丝、鸡丝、姜丝放入粥内煮熟，
加盐调味，撒上葱花即可。

功　效　温中益气，养胃和胃。

温馨提示： 1. 感冒时不宜食用。

2. 熬小米粥时加一点点大米，可令粥更香、更黏稠，口感更好。

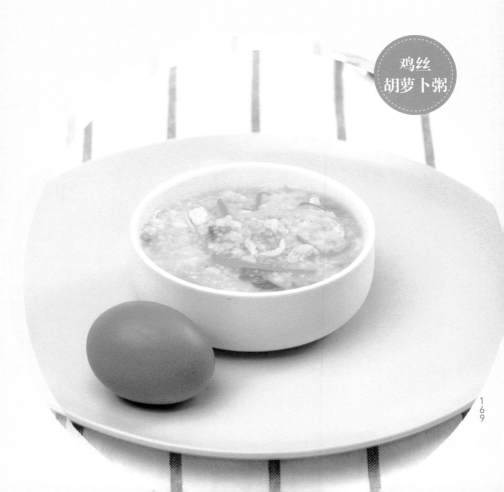

鸡丝
胡萝卜粥

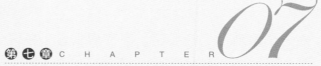

第七章 CHAPTER 07

每一个宝宝都值得被
真心关爱

　　有时候我们很容易对孩子的情感需求有所忽视，特别是在孩子不会用语言表达的时候，他的心理是怎样的，你真的要用心去揣摩。什么样的家庭就熏陶出什么样的孩子，有爱的家庭才能满足宝宝的情感需求。

每一个来到世上的婴孩，都在索求真心关怀

如果生了一个 2450 克（4 斤 9 两）的宝宝，妈妈会不会担心忧虑？

如果有足够条件，会不会考虑给孩子喂母乳？

一般情况下，妈妈们给出的答案都会是肯定的。但我曾见到的两位妈妈给出的否定答案，让我想发自肺腑地呼吁：如果没有准备好，最好不要生宝宝。不负责任的母亲，带给宝宝和她们自己的伤害，都是非常大的。

这是一位 16 岁的母亲。

香港的法定结婚年龄是男不小于 18 岁，女不小于 16 岁。我所服务的这个家庭的辛太太就是刚满 16 岁就嫁过来，然后生宝宝了。准确来说，她自己还是个宝宝，而且是个让人头疼的宝宝。

她是香港人，当时她先生追她的时候，闹得很厉害——她爸妈不同意，她先生为了求婚，搞得整条街都堵车，很轰动。后来女方父母发现女儿已经怀孕，不同意也不行，就让他们结婚了。虽然结婚了，但女方家仍然瞧不起男方家，说他家世代务农，所以从女儿结婚到生孩子，都不怎么管。

怀孕期间，她是该怎么玩就怎么玩，酒吧、夜店都去。后来有了妊娠

反应，吃不下东西，还吐，她也不注意增加营养照顾自己，本来就很瘦，这下就更瘦小了。

接下这家的工作后，我去到医院，见到了我见过的最瘦弱的宝宝，才2450克（4斤9两）。按正常思维，当妈妈的会非常心疼，会加倍呵护宝宝才对。但她不是，这个孩子好像和她没什么关系，她完全不关心，甚至连她自己的身体也不关心，产后两天就跑出去玩了。

那个时候她生产时做的侧切缝合还没拆线，医生和我都再三嘱咐她躺着不要动，但是有一天她接到一个电话后，却和我说："钟姐，我要出去玩一会儿。"

等我放下宝宝出去看，她已经拎着包走了。

没过多久，她自己一副痛苦表情回来了，进门就大叫："钟姐，我伤口怎么这么疼？"

不疼才怪呢！那么大的缝合伤口，才过两天，就开始乱跑。而且那个时候孩子还在医院的保温箱里待着没抱回来，我都担忧不已，不知道她哪儿来的兴致去玩儿。

我帮她处理了伤口，又给她做了一个礼拜的促进伤口愈合的食物，她才慢慢好些，一个礼拜后就拆线了。

后来孩子回家，黄疸特别严重，可是她妈妈根本一点都不管，所以那段时间几乎是我从业以来最累的一段时间。

好在孩子在我的精心照顾下，渐渐康复长胖了。而孩子的妈妈，在伤口拆线后，也不顾一切地跑出去玩儿了。

我所遇到的第二个比较"不寻常"的妈妈，是一位身材高挑极为爱美的女士，我们都叫她小可。为了美，小可结婚前经历过各种整形塑身，也隆过胸。

因为经常给产妇做催乳按摩，所以我能看出她做过隆胸手术。我不知道她是不是顾及这个，一直不肯给孩子喂奶。其实隆胸是不影响给孩子吃母乳的。

她的先生比她大十几岁，是个非常成功的企业家。我隐约听到点消息，说她是以第三者身份进入他的婚姻，让他离婚再娶了她的。也许是这方面的原因，她对自己的容貌和身材管理特别苛刻。月子里正常的餐食她都有些抗拒，说要减肥。其实这些食材，都是可以保证她的营养供给而不会造成肥胖的。

她先生一直坚持要她喂奶，所以经常和我说："钟姐，您注意给她多吃点能让奶水足的食物，让孩子吃上奶。"我也觉得以她的身体条件，给孩子喂奶不会有啥问题。

她表面上没有抗拒下奶食物，也会吃下去。后来奶水比较充足了，她却就是不喂给孩子。有一天我去洗手间，她正好在整理衣服。我怀疑她是把奶吸出来倒掉了。看到我进来，她悄悄和我说："钟姐，您有没有回奶的方法？我不想喂奶，那样的话乳房都下垂了，像个大妈一样，多难看啊。您不要再帮我下奶了，如果我先生问起，您就说我奶水不足，给孩子吃奶粉最好。"

后来她对月子餐充满了警惕，说自己胃口不好，每次只吃一点点，没几天奶水就没了——这次真的如她所愿了。于是孩子终于没能吃上妈妈的奶水。

有时候看书上说，弱小的孩子来到这世界上，上帝会派一位保护神来呵护他，这个保护神就是妈妈。我也很欣慰地看到很多妈妈无私地付出。对极个别缺失母爱的妈妈，我真的认为她们可以等一等，等到她们能真正懂得怎样做妈妈的时候再要孩子。

• 小贴士 •

吃优质蛋白有助产乳

宝妈们要想改善奶水不足的状况，就要摄入更多营养，特别是优质蛋白，因为蛋白质对乳汁的产出有很大的帮助。一些中西药虽有催乳功效，但作用不大，甚至会有副作用。所以，宝妈催乳时，应以食补为主。

明虾炖豆腐

原料：明虾 4 只，豆腐 1 块，姜片、盐各适量。

做法：1. 明虾去壳、去头，虾线挑出，洗净备用；豆腐切成小块，备用。2. 锅内加水烧沸，将明虾和豆腐块放入烫一下，盛出备用。3. 锅置火上，放入明虾、豆腐块和姜片，煮沸后撇去浮沫，转小火炖至虾肉熟透，拣去姜片，加盐调味即可。

营养功效：明虾富含磷、钙，肉质松软易消化，通乳作用较强，对产后乳汁不足的宝妈尤为适宜。

有爱的家庭才能满足宝宝的情感需求

我至今还记得在丫丫家里照顾宝宝的种种琐事。在他们家里，总能感觉到平和和温暖。

陈思诚先生是一个脾气非常好的大男孩一样的人；而丫丫不仅在扮演

母亲这个角色时体现出超强的奉献精神，还是一个爽快、大方的女主人。在这样的家庭里长大，他们的儿子长大后也错不了，这真的让我感慨良多。

我记得我到他们家以后，陈思诚先生做什么事都会想到我，哪怕他叫一杯咖啡，都会帮我也带上一杯。因为一开始他不知道我喝不喝咖啡，就问我："钟姐，我叫咖啡，你要不要喝？"我说："可以呀，那就来一杯吧。"他又很细心地问："你喝什么？"我说："卡布奇诺吧！"

以后每一次他要喝咖啡，都会给我也来一杯。后来我觉得不好意思，就说你不用帮我叫了，我也不是每一次都想喝。

他知道我喜欢吃甜的，只要他在外面吃饭，比如说晚上去应酬，回来时一定给我带甜食，一进门就喊："钟姐，出来吃东西啦！"

后来我就和他开玩笑说："陈先生，别叫我吃东西了，我已经长了好几斤肉了。"

他这样把我当成家里的一分子，也是在对我的付出给予尊重与回馈。丫丫也是如此，她对我就像是对家人一样，会很有礼貌，但不是那种虚假的客套，我们之间的日常相处，也是非常自然的、平和的。

当时陈先生在写一个剧本，每天都坐在那里。但不管什么时候，丫丫一叫他，"老公帮我……"，他从来没有不耐烦或者以太忙没空为由推托，他都会说："干吗老婆？需要让我干什么？"

如果他看到我跟他儿子在客厅，就会从我手里接过来孩子，让儿子跟他玩儿一会儿，或是抱着儿子唱唱歌、跳跳舞。他们家有一面很大的镜子，他就对着那面镜子，一边唱一边跳，孩子特别开心。这样玩一会儿，他再重新回去写作。

有一天，陈先生写剧本写到天亮，宝宝也很早就起来了，我就抱着宝宝在客厅玩。他看到我们，就打个招呼，倒了一杯咖啡，又回书房写作了。

这时宝宝开始不高兴了，小孩子刚五六个月，也不会说话，刚开始扭来扭去不开心，最后就开始哭，怎么哄也哄不好。

他妈妈也过来哄，还是哭个不停。后来妈妈说，那我们去找爸爸吧。话音刚落，他的哭声马上就停了。爸爸一抱起来，他就开始笑了。当时思诚就很得意地和我开玩笑："钟姐，你要失业了，我来带宝宝吧，宝宝有我就不要你了！"

哈，宝宝这么小，离了我还是不行的，不过这倒让我思考了很多关于婴儿的心灵呵护问题。有时候我们很容易对孩子的情感需求有所忽视，特别是在孩子不会用语言表达的时候，他的心理是怎样的，你真的要用心去揣摩。

现在大家都在谈什么样的家庭更能让孩子健康成长、快乐成长，但如果家长忽略了这些细节，理论知识再多，都难以达成愿望。

后来一提到健康原生家庭对孩子的影响，我立马会想到丫丫和陈思诚的家庭，以及他们的对陌生人都非常友好的小暖男儿子。什么样的家庭就熏陶出什么样的孩子，这一点在他们那里得到了非常好的印证。

我记得陈先生和丫丫会经常交流一些演艺方面的事情，比如关于一部戏怎么演。他们一个是导演，一个是演员，交流起来便比较默契。陈先生一直觉得丫丫演得好，他最多会针对某一个情景，指导丫丫说这样处理比较好或那样处理比较好。

丫丫在生完孩子之后，因为舍不得离开孩子，就说不想去工作了，想在家带孩子，做全职妈妈。但陈先生会和她说："那太可惜了，你演得这么好。"

再进一步观察，我发现他们二人各自生长的原生家庭也是健康的、温暖的。丫丫的爸爸妈妈都是音乐学院的教授，都是优雅有礼、素养很高的人，对待女儿也是温和、民主的。尤其是丫丫爸爸，是个非常有趣的人，能唱会跳，还无师自通地学会了拉小提琴，非常乐观、幽默、活泼，像个老小孩一样。他经常会拍一些自己跳舞的视频给朋友们看。

有些家庭成员比较多，对于婴儿的养育，就会发表不同的看法，有时候孩子的爸爸妈妈反而不知道怎么选择——因为孩子的爷爷奶奶或者外公外婆都是最亲近的人。但是在丫丫家，就没有这样的情况出现——家里的几位老人不会干涉丫丫两口子所做的关于孩子的任何决定，充分给予他们最大的育儿自由。

二胎家庭：关键在引导两个娃的交流

我在香港去一个新的家庭面试时，一般不会去客户家，都是在外面见面。他们有问题问我，我也有问题问他们。我最常问的就是：家里几个人？还有其他宝宝吗？

如果一家的宝宝太多，超过两个，我尽量不去，因为这种情况下带小宝宝实在太难了！有三四个孩子的妈妈，那就是超人级别的了。

不过从我为为数不多的二胎家庭带娃的经历中，我还是有一些经验想和大家分享的。

瓜瓜的弟弟出生时，她也不过两岁多一点。第一次见到她，就觉得这个孩子酷酷的，对人充满了抵触，一直在他们家工作的两个保姆，她都不太搭理。有时候家里的亲戚朋友过来，问她说瓜瓜干吗呢，然后会摸一下她的手或者头，她会很警惕地躲开不让碰。

一开始她对我也是这样，我逗她说："瓜瓜，你来看看弟弟。"她最多用眼角的余光扫我一下，也是爱答不理的。奶奶有时候不好意思，就会说："原来不这样，越大越不懂礼貌了。"

说实话，一家人对于这个酷酷的女孩，原本都非常疼爱，但是现在大家都围着刚出生的弟弟转，暂时没有时间陪她了。我对孩子的心理还是有些了解的，这个孩子肯定是因为大家焦点转移，才有这样的"冷漠"表现。如果家人不对她关爱一些，孩子的表现会越来越糟。

但是我并没有太多时间去关注她，照顾婴儿和产妇的事情，已经让我每天忙碌得停不下来。有一天，我出去买菜的时候，顺便买了一些饼干，回来看到瓜瓜，就笑着说："瓜瓜，你要不要吃饼干？"她也没理我。我放了一包在桌子上，就开始忙了。

过了一会儿，经过她身边时，我发现饼干不见了。满嘴饼干屑的她，难得冲我笑了一下，跟着我到弟弟房间里。妈妈看到了，就立即说："宝贝瓜瓜，你不要到弟弟房间，快出来玩。"她很失望，但还是很乖地从房间出来了。

宝妈对我说："钟姐，您千万看好瓜瓜，不要让她进弟弟房间。这个孩子，压根不知道弟弟是个什么'玩意儿'，总是逮着小胳膊小腿一阵拽一阵拉的。她出现一分钟，弟弟准哭。"

这是很多二胎家庭都会用的处理大小宝宝相处问题的做法——隔离两个人，就等于隔离了风险和矛盾，最好两个孩子井水不犯河水。还有一些家长，干脆把大宝的一些行为，理解为嫉妒或者争夺爸妈的爱。

其实这都是比较偏颇的。两个孩子之间的血缘亲情，一点都不会因为爱的争夺而消失，除非爸爸妈妈根本不会爱。

这家人性情都比较随和，不是那种固执型的。所以我认为妈妈会这样处理，也只是因为带小宝贝太累了，所以没有多想，就简单粗暴地不让她靠近弟弟。我对妈妈的话不置可否，只用行动来表达我的想法。

瓜瓜很聪明，后来和我熟了，就求我说："钟阿姨，我能不能去弟弟房间？"其实她还是很爱弟弟的，也想和弟弟待在一起。后来我就很爽快地带她到弟弟房间，跟弟弟一起玩，帮他们俩一起拍照片，她非常开心。然后我告诉他，弟弟和她一样，碰到了会痛，不会和她的娃娃一样，怎么玩都不会哭。她很快就明白不能揪弟弟头发、拉弟弟的胳膊了。

后来，她越来越爱黏着我。她家是那种很大的复式住宅，有时候下楼梯，她不敢下，就让我抱着她下。保姆看到了就很惊奇："哎呀，我来了这么久她都不理我，怎么让钟姐你抱她？这个怪丫头，也会变好。"

我比较不喜欢大人当孩子的面去说这样的话，其实孩子的心思很细腻，她能感知周围人对她的情感，也能从这样的评价里知道她在别人眼里的样子。大人会很轻率地给孩子贴上某个标签，这个标签常常又会奇怪地成为孩子发展的一个指向——你们说我怎样，我就怎样。

其实这个女孩的教养非常好，她有一个七个月大的表弟，跟她家住同一个小区。表弟一家经常到她家来做客，她跟她的表弟坐在一起吃饭时，会很认真地喂他。她自己吃一口，喂弟弟一口。从这可以看出她是个会分享，也愿意照顾他人的好孩子。只是在对待自己的弟弟时，她可能还没有找到合适的方式，但完全没有恶意。妈妈和家人的过度防范，反而让她的情感表达不顺利，甚至有被冤枉的感觉，但是又不知道如何表达，就越来越抵触所有的人。

大概我跟她这种很自然的相处，以及引导她和弟弟相处的方式，被她家人所认可了，所以渐渐地她的一些行为也被家人理解，一些禁忌也被解除了。我离开她家的时候，这个孩子比我刚来的时候情况好多了。

黄昏焦虑症：宝宝为什么会焦虑？

照顾萌哒，是我很少会碰到的半路接手的情况。这个出生三个月的宝宝，突然开始频繁地哭闹，宝爸宝妈又找不到具体的原因，就找到了我。

因为孩子哭闹的原因，女主人已经辞退了一个经验丰富的月嫂，也辞退了帮忙照顾的保姆，一时间整个家庭的气氛冷冷的、怪怪的。

来到他们家后，看到门口带有朱砂的辟邪符，可以想见这个家为孩子的莫名哭泣被扰得心神不宁已到什么地步了。

通过询问我了解到，孩子总是在下午 6 点左右开始哭，而且很难哄好。

"钟姐，奶粉冲好了吗？"宝妈的声音里透着焦虑。

"钟姐刚刚去买菜的时候，我已经喂过萌哒了，肯定不是饿了。朱砂符呢？谁动了符？"宝宝姥姥焦虑起来。

在民间，常有老人讲，黄昏是阳气下沉、阴气变重的时候，会有一些鬼魂跑出来。而孩子的眼睛是最干净清澈的，能看到它们，所以孩子会被吓哭，而且因为怕，孩子们哭的时候都是闭着眼睛的。

所以，宝宝的姥姥，一个并不算老的老人，坚持要给孩子弄一些护身的东西，来彻底解决孩子哭闹不止的问题。宝妈虽然不太相信，但是看着宝宝哭，实在心疼，也同意了。而且他们规定，如果宝爸有应酬，太晚才能回来，就去朋友家或者宾馆住，不必回来，以免带回来什么不吉利的东西。

他们的这些行为，让我有些啼笑皆非，但是只有彻底解决孩子的哭闹问题，才能让人真正信服。

很多宝宝一到黄昏时刻（下午5～7点）就会显得烦躁，爱哭闹，这种情况我们叫作宝宝的"黄昏闹"，或者叫作"黄昏焦虑症"。有的宝宝闹的时候，安抚一下就好了，但有的宝宝一闹就要闹好几个小时，怎么也哄不好，抱着哭，放下也哭，全家人干着急，简直让人崩溃。萌哒就属于后面这种。

出现"黄昏焦虑症"的原因有很多，生理上来说，主要有两种：一是孩子的神经系统发育不成熟，在昼夜交替时会出现焦虑，或者感到困倦，无法放松下来，也难以入睡，于是会吵闹。这种情况0～3个月的宝宝比较多见。二是宝宝有肠绞痛或者胀气也会哭闹，3月龄以下的宝宝比较常见。此外，还有一些其他原因，比如宝宝饿了吃不到奶，困了但难以入睡，或者看护人呵护不到位让孩子缺乏安全感，等等。

我一开始怀疑萌哒有肠绞痛，就给他按摩，但是效果并不是很明显，有时候有效，有时候无效，他还是继续哭闹。这样过了几天，萌哒的妈妈和姥姥更加不知所措了，每当听到宝宝撕心裂肺的哭声，一家人都眉头紧锁，如临大敌。

一天下午，我抱着宝宝听儿歌，宝宝迷迷糊糊要睡着，突然听到宝妈在楼下的餐厅里一声大吼："阿宜，餐桌上乱七八糟的，赶紧去收拾！"是宝妈在叫保姆。接着传来"咚咚咚"的下楼声。

身旁的孩子身子一颤，抖动了一下，我连忙把他搂在怀里，轻轻抚慰着。小家伙头依偎着我的手臂又进入了梦乡。

我静下心来想起：我进这个家之前，就有心理准备，孩子会哭闹，所以对他们家不正常的气氛也没有过多的考虑，现在想想，是不是这样喧闹、紧张的家庭气氛，让敏感的孩子不安，从而加重了宝宝的"黄昏焦虑症"？

当孩子再一次进入梦乡时，我决定和宝妈谈一谈。

不要觉得孩子很小，只会吃喝拉撒，其实他们也有心理需求，需要安慰，需要关注。

有的人说，孩子哭了不能抱，会惯坏的。但我刚好相反，我觉得孩子一定要抱。换位思考一下，一个大人去了很陌生的地方，也会感到很孤单，没安全感，更何况这么小的孩子。他孤单地来到这个世界上，唯一能呵护他的就是父母。

所以他哭的时候，就是需要你的时候，一定要抱他，要哄他，即使不抱他，也要坐在他旁边，跟他聊聊天，跟他说说话，给他安全感，也许孩子就不会觉得很孤单，也不会哭闹了。

如果孩子因为焦虑而哭，而家长比孩子还焦虑，并且日复一日地加重这样的焦虑情绪，孩子是能感受得到的，更有可能受到影响。

不过，人这种情感动物，有时候情绪是很难自控的，比如你可能有耐心哄一个哭的孩子5分钟，但他如果一直哭个不停，哭10分钟、20分钟，估计你就抓狂了。所以，我告诉大家，以后萌哒哭了，我们轮换着来哄，每个人都保持心平气和，都要用最温柔的语调去安抚他。

这个方法真的奏效了。一个月后，萌哒哭的次数越来越少，时间越来越短，妈妈和姥姥的心绪也为之大好，家里的气氛跟我来的时候比，真是好了太多。

萌哒变得愿意看着夕阳咯咯笑了，这个黄昏爱哭的宝宝，终于告别了他的焦虑时光。

如何判断小儿是不是生理性肠绞痛

"黄昏闹"，可能是由"生理性肠绞痛"引起的，生理性肠绞痛又叫肠痉挛，常见于宝宝生后 2～4 周。主要因肠道平滑肌痉挛性收缩引起腹部不适和疼痛，导致宝宝在没有发热、呕吐等特殊症状下出现烦躁、反复阵发性哭闹，并伴随高声哭闹、脸部涨红、四肢蜷缩等表现。

家长如何判断宝宝是不是肠绞痛呢？在发育和查体都正常的情况下，宝宝没有原因的哭闹每天大于 3 小时，每周超过 3 天，持续哭闹超过 3 周，如果符合上述三点，则可以判断为"生理性肠绞痛"。

很多妈妈得知宝宝是肠绞痛引起的哭闹时，都想获得一个行之有效的办法。事实上，对于生理性肠绞痛，我们只有两个字：等待。这是考验初为人母的宝妈的重要一课，需要极大的细心与耐心。除了等待孩子慢慢长大，肠绞痛自然消失外，新手父母更需要的是掌握一些安抚方法与技巧，顺利帮宝宝应对生长发育的挑战。

1. 让宝宝卧在大人的腿上或胸前（注意防止口、鼻堵塞），轻轻按摩宝宝的后背，这样能缓解他的不安与不适。

2. 喂奶后给宝宝拍嗝，适当按摩腹部，以顺时针的方向轻柔宝宝肚皮，帮助排气。

跟钟姐学做月子餐

材　料　鸡腿肉 200 克，青、红椒各 1/4 个，琥珀核桃肉 30 克。

调　料　蚝油 1/2 汤匙，香葱白 3 根，糖、姜蓉适量。

腌　料　蛋白一只，盐、黄酒、干淀粉、生抽、糖、米醋各适量。

做　法　1. 鸡腿肉洗净、切丁，放入腌料腌渍 30 分钟；青、红椒切块。

　　　　2. 起锅，倒入适量油烧热，放入鸡丁翻炒至七成熟，盛起备用。

　　　　3. 锅中留少许油，下姜蓉、青红椒、琥珀核桃肉、鸡丁、葱白一
　　　　　起炒至收汁即可。

功　效　健脾胃，抗衰老。

温馨提示：琥珀核桃也可用腰果代替，腰果有润肌、美颜、催乳的功效。

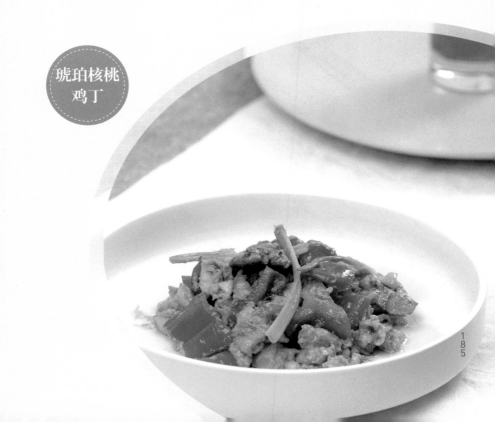

琥珀核桃
鸡丁

材　料　竹笙6个，芦笋6根，上汤1碗，金华火腿（已蒸熟）适量。

配　料　姜2片，香葱2根，盐、糖、水淀粉、麻油各适量。

做　法　1. 竹笙用淡盐水浸泡1小时后洗净，去头，与姜片、香葱一起
　　　　　　焯熟。

　　　　　2. 芦笋洗净，在放入适量油的水中焯熟。

　　　　　3. 将芦笋塞入竹笙中，摆盘。

　　　　　4. 上汤煮沸，放入金华火腿、盐、糖、麻油、水淀粉，煮成薄芡，
　　　　　　淋在竹笙上即可。

功　效　补气养阴，降脂养颜。

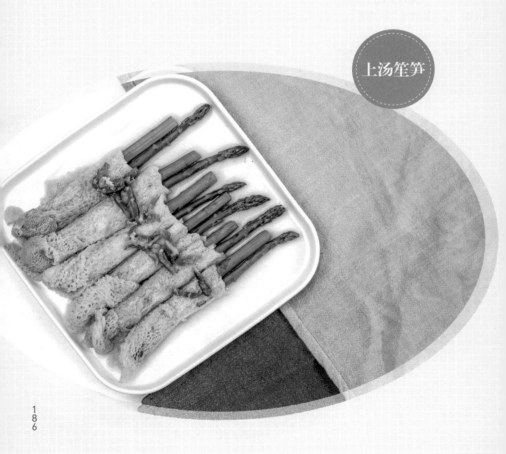

上汤笙笋

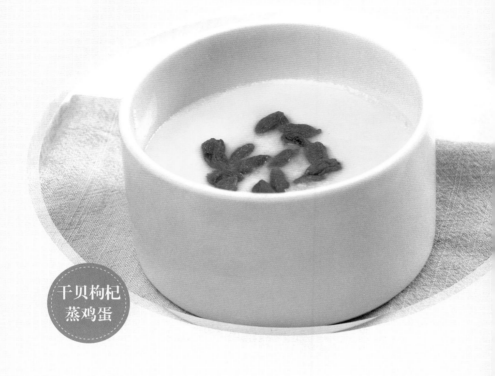

干贝枸杞
蒸鸡蛋

材　料　鸡蛋 1 只，干贝丝 2 汤匙（已蒸熟），枸杞 1 汤匙，锡纸 1 张。

调　料　盐适量。

做　法　1. 枸杞洗净，隔水蒸 3 分钟备用；鸡蛋打散，加入清水、盐、干
　　　　　　贝丝搅拌均匀。

　　　　　2. 用锡纸封住装有蛋料的碗，放入蒸锅中火蒸约 7 分钟关火，再
　　　　　　闷 5 分钟，撒下枸杞即可。

功　效　滋阴润肺，养血明目。

温馨提示： 用锡纸将碗口封住，或是扣一个大碟再蒸，能避免水蒸气进入
　　　　　　蛋液中，蒸出来的鸡蛋更滑嫩，口感更好。

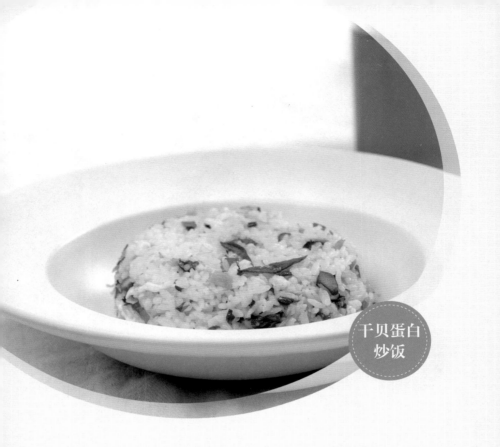

干贝蛋白
炒饭

材　料　冷米饭1碗，干贝丝2汤匙（已蒸熟），鸡蛋1只。

调　料　姜蓉1汤匙，芦笋2根，葱花、盐各适量。

做　法　1. 冷米饭搅松；鸡蛋取蛋白打散；芦笋切粒。

　　　　2. 起锅，倒适量油烧热，炒香姜蓉，放入蛋白翻炒片刻，下冷米
　　　　　饭、干贝丝、芦笋粒、盐、翻炒至饭热，撒葱花即可。

功　效　健胃祛风，增进食欲。

温馨提示：干贝先蒸熟再拆丝会更软，口感更好。

材　料　红薯叶 250 克。

调　料　姜蓉、蚝油各 1 汤匙，糖适量。

做　法　1.锅内倒水煮开，放入糖、红薯叶，煮至断生捞起。

　　　　2.起锅，放适量油烧热，爆香姜蓉，放红薯叶、蚝油翻炒片刻即可。

功　效　催乳，解毒，利尿通便。

温馨提示：红薯叶又叫长寿菜，热炒、凉拌口感都很清爽。

清炒
红薯叶

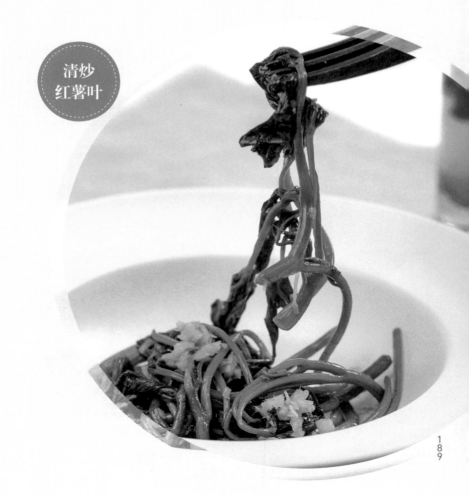

材　料　猪肝 150 克，枸杞 15 克，红枣 4 颗（去核）。

调　料　生抽、干淀粉各 1 汤匙，料酒半汤匙，糖、盐各适量。

做　法　1. 猪肝切片，洗净，沥水；红枣切丝；枸杞用清水浸泡 5 分钟后洗净。

2. 将所有调味料放入猪肝中拌匀，腌渍 15 分钟后放入红枣丝、枸杞，将猪肝隔水大火蒸 6 分钟即可。

功　效　补血，养肝明目。

温馨提示：猪肝会抑制乳汁分泌，哺乳的产妇不可多吃。

红枣枸杞
珍珠肝

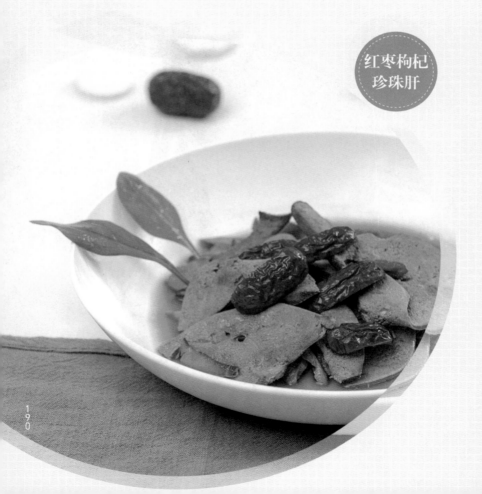

08

找不到身体的节奏就会
若有所失

在月子里，宝妈的情绪很重要，这时无论是夫妻间还是
婆媳间，都要尽量保持关系融洽，丈夫、婆婆凡事要尽量顺
着宝妈一点。另外，宝妈也要学会自我疏解不良情绪，尽量
不去想会让人心情不好的事情。

产后火气大，一点就着

"钟姐，我要拜托您一件事。我的外甥女生了个宝宝，这才半个月，就换了两个月嫂了，每个都是被她骂走的。她家人说生完宝宝，就像换了个人，看什么都不顺眼，脾气暴躁得很，不知道怎么了。我想拜托您去照顾她几个月，行吗？"这天，我接到一个老朋友的电话。

这个老朋友是一个年近60但精神矍铄的老太太——齐姨。之前我在齐姨家待过一段时间，照顾她的儿媳和孙子。这次她来电话，说的是她外甥女江太太的事情。

我在齐姨家工作的时候，彼此相处得非常好，和老朋友一样，既然她这么着急找我帮忙，我自然是义不容辞。对于这种孕妇产后变得脾气暴躁的情况，我作为月嫂真的见了太多，每个人的情况各不相同。

这里有一个我听同行讲的故事，故事的主角是赵太太。

这家人十分渴望生个男宝，但是赵太太结婚5年，一直怀不上孩子。

家人为此四处寻医问药，颇费了一番折腾。好在最后赵太太怀上了宝宝，经过艰难的孕育过程，生下了一个男宝。

这个男宝生下来只有 2 千克（4 斤）重，满脸褶子，像个小老头儿，而且哭声弱得很，用我同行的话讲，"像刚出生的小猫咪的声音"。这下子，爷爷、奶奶和爸爸，甚至家里的七姑八姨，都把注意力放到孩子身上了。但凡孩子哭一声，立马一迭声的"喂奶！喂奶！别饿着孩子！"或者是："是不是尿了？换尿片啊！"而最忙碌的那个人，永远是宝妈。

但是宝妈的身体不太好，生产的时候出血又多，虚弱得面色苍白，浑身无力。这样折腾了一周，她吃不消了，奶水也开始减少。

按说这个时候家人应该体贴一下产妇，多给予关心和照顾，要不然，妈妈倒下了，宝宝也照顾不好。但是这家人实在是拎不清，依旧把所有责任都推给宝妈。婆婆甚至在她说要休息调整一下的时候，竟吃惊地说："做妈妈，不就得以孩子为主吗？女人就是生孩子遭罪的角色啊！"

这让赵太太彻底崩溃了，她大吵大闹，几乎近于疯狂。后来她自己爸妈实在是怕她出事儿，就把她接回家里调养，给孩子吃奶粉。后来的情况好了一些，但是经历过这样伤心的日子，赵太太的心理阴影一直没有消除，和家人的关系别扭扭，时不时地还会发脾气大吵一顿。

原本生了宝宝是件梦寐以求的好事情，但最后变成了一幕伤心剧。所以，我如果去哪家工作，肯定会首先建议把产妇当作大宝宝来呵护，绝对不能为了小宝宝，就忽略了身心都处于脆弱时期的大宝宝。

一家人应该想明白最起码的一点：母亲的身心健康出了问题，宝宝能被呵护得好吗？

关于这个问题，必须要强调的是，虽然导致产妇暴躁、焦虑的原因很多，解决的途径也很多，但是这里有个最关键的人——宝爸，他一定要加倍负担起呵护宝妈身心的任务。因为据我长期的观察，发现孕妇产后抑郁，几乎和宝爸的失职分不开。产后的女人是很脆弱的，无论是身体还是心理，宝爸在这个时候就要多理解一些妻子的不易，多一些宽容和忍让，照顾好她的情绪。

很多时候女人发脾气是在向人倾诉。

我记得一位堪称典范的先生，他太太生完孩子的一段时间内，因为体内雌激素水平下降，脾气变得特别暴躁，动辄让他"滚开"。但这位先生从来没有生气过，有时候会嘿嘿笑着走开，有时候会温柔地拍拍太太，甚至会原地做个翻滚动作，把太太逗乐。

后来这位太太回忆起这些事情，常常泪流满面。她说她一定是上辈子修了大福，今生才遇到了这么好的先生。

所以，据我的经验判断，这个齐姨的外甥女，估计也是那种心理方面需要调适的产妇。果不其然，见到她的时候，她是一副"天下人都欠我"的神情。我深知其中的缘由，就以笑容和真心的照顾回报她的"冰冷和生硬"，并和她家人时常沟通产妇的一些心理，让大家多理解宝妈。

就这样，过了将近 3 个月，江太太的暴脾气慢慢好转起来，之后越来越好。我讲这个故事，是希望每个产妇的家人都能把产妇当大宝宝来对待，还是那句话，没有大宝宝的身心健康，小宝宝的健康又从何谈起呢？

在这里，我愿奉上我的一款"三花蜜茶"制作法，这道茶对于产后暴躁的宝妈，非常有用。

准备干玫瑰花、干菊花各 15 克，干月季花 10 克，蜂蜜适量。将玫瑰花、菊花、月季放入煮茶壶中，按下开关煮茶，煮好后加入蜂蜜即可。这道茶的功效是活血美容，降压明目，适合情绪不宁、焦虑烦躁的产妇。气虚、便秘、阴虚火旺、胃寒、腹泻者不宜饮用。月季花可用佛手柑代替。

月子期躁郁大多是激素水平下降在作怪

有一天下午，我接到一个电话，是我很久以前照顾过的一个陈姓宝妈打来的，约我在咖啡厅聊聊天。从声音能听出她现在很好。但是见到人后，我还是吃了一惊，已经40多岁的她比生宝宝后那段时间的皮肤还要好，整个人精神抖擞，充满活力。

之所以看到人家状态这么好会吃惊，是因为我清楚地记得当初她被内分泌失调折磨得憔悴不堪的样子，就像秋天的树叶，几乎干枯零落了。

我还记得第一次去她家时的情形——

凭着职业敏感，我刚进陈宝妈家门就感觉气氛不对。宝妈和婆婆之间的关系好像很微妙，两个人迎接我的时候都沉着脸，好像刚吵过架似的。

事实上，我只待了几天，就能感觉到这个家庭完全没有生气，死气沉沉的。

有一天，宝妈穿着睡衣到餐厅吃饭，婆婆看了一眼，阴阳怪气地说："注意自己的形象，现在当妈的人了，要给宝宝做个榜样。"

宝妈根本不搭理婆婆，自己吃完饭就走了。

婆婆跟我说："你看，她是什么态度？我就很奇怪，以前也不这样啊，现在无论你说什么，用什么语气，她就是同一副样子来回应。"

晚饭时，蓬头垢面的宝妈坐在我对面，打着哈欠说："钟姐，这个汤味道太淡了。"

我还没来得及解释，婆婆开口说："淡了好啊，健康。对你对宝宝的身体都好。"

宝妈不悦地说："是淡了些，再放几粒盐就好了。"

我准备起身拿盐，婆婆抓住我的手说："钟姐，不用，挺好的，就要这个味道，月子里不要油盐太多才对。"

宝妈突然把筷子往桌子上一拍说："你们都欺负人，都欺负人！"说完跑进了房间。

大家都莫名其妙地看着离去的宝妈，面面相觑。婆婆说："生个孩子就不得了了，真让人受不了。"说完，也放下碗筷去自己房间了。其他人都七嘴八舌地说开了，大家怀疑是宝妈精神错乱了。

我问一个在这家待得比较久的李阿姨，太太以前是不是也是这样。她摇摇头说："不是，以前她很和气，没有这么焦躁过。不知道为什么，生完宝宝状态一直都不好。"

一连几天宝妈都是这样，为一点小事就和其他人争吵不休，整夜失眠，你问她什么原因，她只是冷漠地看着你，什么也不说。人越来越瘦，像火柴棍一样。

我观察了几天，结合以前的经验，建议她去医院查一下激素。我怀疑是她体内的激素出现问题了，只有经过医院的检查确定，我才能决定是可以食补还是得吃药。

我动员婆婆说服宝妈去医院检查，婆婆也怕宝妈出事，就极力劝解。

好说歹说，宝妈终于同意去医院了。经检查，确定是她体内激素下降，导致了一系列情绪的变化。

医生说："激素水平下降是可以调节的，不用怕，只要配合治疗很快就能恢复。"

宝妈一副六神无主的样子，真的很可怜。我安慰她说："这种症状其实比较常见，早点治疗还来得及。我之前也遇到过像你一样病症的产妇。"

宝妈一听这话，放心了很多，说："钟姐，我听说这个病能加速衰老，我可不想变老。"

我说："中医说'怒伤肝，喜伤心，思伤脾，忧伤肺，恐伤肾'，情绪好坏会直接影响到人体内激素的分泌，你得主动控制情绪。"

宝妈愁眉苦脸地说："可我感觉过得还不如一个人的时候自在。宝爸这几天又在外面不回来，我生宝宝这么辛苦，他就不能多心疼心疼我？婆婆每天也对我冷言冷语的，我高兴不起来。"

我说："事情并没有那么糟糕，你怀疑别人、不自信就是激素水平降低的表现，还有你之前焦躁不安、莫名发脾气，都要调节。调节好了，你看别人也不一样了。我说实话，你先生真的是工作忙，你婆婆也没有你想象的那样处处针对你。慢慢来，激素水平回来，世界就变了。"

这位妈妈从那天开始，就非常注意调节自己，对我也几乎百分之百信任。

有一天，我买菜回来刚进家门，保姆就说："张太太（婆婆）摔倒了，医生来处理过了，现在在床上躺着。"

婆婆卧床不起，儿媳妇要调节激素，宝宝需要人照顾，家里所有人一下子都忙碌起来。而人在最脆弱的时候，往往是改善和他人的一些糟糕关系的最佳时机。所以每次用餐时间，我都建议宝妈送饭去婆婆的房间。

第一次，宝妈还不是很习惯这样做，但是看到婆婆脸上诧异加感动的表情，再加上语无伦次的"谢谢"，她感受到了婆媳间的一种温情，后来她都是笑眯眯地把饭端了过去。

同时，宝妈每天都坚持吃调节激素的食物。我总是变换着花样做给她吃，有时候会多做一些给婆婆吃，婆婆也吃得很开心。

我做的这个激素调节菜名叫圆肉花胶鸡汤。

准备半只鸡（约600克）、瘦猪肉100克、红枣4颗、桂圆肉10克及发好的花胶。花胶在很多地方又叫鱼肚，是鱼鳔晒干后的干制品，富含胶质，营养丰富。

这道菜做起来也很简单：先把鸡和瘦猪肉焯水，然后用清水洗净，放入大炖盅中，再将花胶、桂圆肉、红枣洗净后放入，注入冷水，炖三个小时就可以吃了。盐不宜放太多，吃起来清清淡淡，口感很好。

陈宝妈很喜欢圆肉花胶鸡汤，她还主动盛了一碗送到婆婆房里，婆婆很开心。

没想到这道家常的养生汤，不但调节了宝妈的激素，还解开了婆媳之间的心结。

此后，婆媳关系越来越好，宝妈的心情随之好起来，加之她的激素水平渐渐恢复正常，睡眠也好了起来。

几个月后，婆婆的腿好了，宝妈也渐渐开朗起来。

我离开的时候，陈宝妈已经回公司上班了，她说要做一个独立坚强的好妈妈，重新审视自己和周围人的关系，并且用心去维护。看着她积极的心态，我知道原来的她已经完全回来了，她美好的人生，重新开始了。

协调婆媳关系，缓解产后抑郁

产后抑郁是个聊不完的话题，它的发病率之高，不容忽视。

不同的原因，不同的人，可能情况都不一样：有的只是处于抑郁的临界点；有的发现时已经很严重了；有的表面上看起来没什么问题，可精神状态不容乐观；有的只看一眼，就可以判断出个大概。

我碰到的宝妈们，大部分都是一家人幸福美满，没什么大问题，但也见过因家庭关系问题而导致产后抑郁的妈妈。

其中一位宝妈是和婆婆一起生活的，婆婆是事业型的女强人，自己经营着一家公司，平时挺忙的，如今为了陪伴孙子，特意请人打理公司，自己每天乐呵呵地看着孩子，生怕谁抢走了似的。

我来他们家的第一天，连孩子都没抱上，只是给宝妈做了几餐饭。宝妈的饮食食谱是婆婆事先制定好的，什么时间吃什么东西，白纸黑字写得一清二楚，我只需要按食谱购买食材做就好了。这并没有减轻我的工作量，因为有些食材不是哪里都能买到的，可能需要跑大半个香港。对于食谱中有些食物的搭配，我觉得并不是特别科学，但是宝妈似乎对饮食没自己的要求，这位婆婆又那么"细心呵护"儿媳，我也就没说什么。只是每次看到宝妈吃食物的时候，总感觉怪怪的。

大约第三天中午，宝妈正吃着排骨，突然吐了一地。用人赶紧过来清理污秽，我扶着她坐到沙发上，问她哪儿不舒服，她脸色苍白，闭着眼睛，有气无力地摇摇头。

我回想起这几天，她从来没说过饭菜不合口味，也不挑食，但吃得不多，而且每顿饭基本都是皱着眉头吃进去的。

是不是不喜欢吃？不喜欢为什么不说呢？

看着她痛苦的样子，我轻声地说："这几天的饭菜是不是不合你的口味？"她摇摇头，情绪十分低落。

这时婆婆抱着孩子下楼来了，她立刻有了精神，走到孩子面前，伸出双臂想要抱抱孩子。婆婆看也不看她一眼，说："你身子还虚着呢！抱孩子这件事就交给我了，去养着吧！我看孩子吃奶好像没吃够的样子，你要好好养着，把奶水养足了才好。"宝妈默默地回到沙发上，眼神黯淡了下去，无精打采地躺着。

一边是抱着孩子幸福感爆棚的婆婆，一边是失魂落魄沮丧的宝妈。这反差太大了。我突然意识到，宝妈和孩子待在一起的时间还没我多，除了喂奶，她似乎都没怎么接触过孩子。

下午茶，宝妈基本没动，懒洋洋地躺在床上。我说："你这样会生病的。"宝妈轻声说："生病有什么关系呢？又没人在意。"我说："怎么这几天都没见着你先生呢？"她说："他在国外开发市场，很少回家。"我见她闷闷不乐的样子，说："你应该想办法让自己开心起来，情绪不好，对自己身体和孩子的身体都有影响。"她闭着眼睛消沉地说："随便吧！"

接下去一连几天，宝妈都不怎么吃饭，病恹恹地待在房间里，很少出来，也很少说话。看到宝妈这样，我也为她难过，她的症结是孩子，她希望多些时间和孩子待在一起。

趁着单独和孩子奶奶在一起的时候，我在她面前说，新生儿和妈妈在一起会更有安全感，这带给孩子的好处会超过其他人的陪伴。婆婆却很骄傲地说："我的孙子当然要和我在一起了，我会把他培养成最优秀的人。我这个媳妇，说实话，学历不高，也没什么体面的工作，这样的人教孩子，我真不放心。"

她的话印证了我的猜想，只不过家庭中的有些事情，是外人无从劝说的。我只能绕过她的一些固有思维，从别的角度说："无论如何，妈妈对于宝宝来说，重要性是不用多说的。按我们最常说的，那毕竟是她身上掉下来的肉。"婆婆仍不为所动，说："不说这件事了。"我笑笑不再说下去，有些事情的改变，需要时间和契机，但是一定要改。宝妈长时间不能和宝宝亲密接触，发生抑郁的可能性就很大。

照顾产妇和孩子，是我的职责，我对这个职责的理解是，不但包括生活上的照顾，还有精神、心理方面的关照——这本身就是一个有温度的工作。

我来到宝妈的房间，说："你今天一天没怎么吃东西，没感觉饿吗？"宝妈没有立即回答，眼泪却马上落了下来。我接着说："生孩子是很伤元气的，你不吃，身体就会被掏空，一天比一天差。"宝妈皱着眉头说："我吃不下，没心情，没胃口。"

我说："你可以主动找机会缓和与婆婆的关系，她很爱宝宝，你也爱宝宝，不如从宝宝身上找一个缓和关系的契机。"我带过那么多宝宝，知道这个方式是最有效的，但凡稍微明白事理的婆媳，为了共同的爱，也能把一些不愉快暂时放一放。

宝妈摇了摇头说："我试过，现在我都不愿去试了。"我笑着说："一直消极不行。再试试吧！"其实我觉得，纵然婆婆有她强势的一面，而宝妈在处理一些关系时也过于木讷被动，甚至可以说，婆媳关系闹成这样，她自身的原因反而多一些。

喂奶的时间到了，我和宝妈一起下楼。宝妈接过孩子抱在怀里，低头和宝宝咿咿呀呀地说话，捏一捏他的小脸蛋。宝宝咧开嘴笑了，别提多好看了。宝妈惊喜地叫了起来："他笑了一下，他笑了一下……"

我就陪着宝妈一边喂奶，一边指着宝宝聊天，说："鼻子像他爸爸，嘴巴像你，脸型呢，像他奶奶……"宝宝奶奶在一旁听了，拉长的脸立马笑容灿烂起来："是的，我好几个朋友都说我孙子像我的多，有福相。"

我清楚地记得，这是我到他们家的第八天，一家人终于不那么对立，而是其乐融融地聊了好久。

宝妈的心情好了很多，饭吃得比之前多了一些。经过一段时间的努力，婆媳间的了解加深了，家庭关系也慢慢融洽起来，宝妈明显从抑郁的阴影中走了出来。

其实，家庭成员之间的固有认知，特别是消极认知，是可以通过一些具体的事情改变的；一些僵固的关系，也可以通过有意的示好来改变，最怕的是那种"他一直就认为我这样""我怎么做都不对"的思维。如果面临某种困难，我建议无论求助也好，自助也好，不管从哪个方面，都要积极寻找解决的办法，千万不要让自己陷在抑郁的境地，越陷越深。

抑郁了，就做一碗"解郁汤"

对月嫂来说，产后抑郁，是经常遇到的情况。

产后抑郁的痛苦，正常人很难体会得到，引起产后抑郁的原因也多种多样。

先讲一个故事吧。有一次，我来到一个香港投资银行经理的家里，为这家提供月嫂服务。

宝妈是一个模特，初见她，我便被她的气质给迷倒了。她外形好，生完孩子后身材仍保持得很好，而且具有一种特别的亲和力，笑容很温暖。我相信很少有人会认为这样一个美丽大方、温婉和气的人，会患上严重的产后抑郁症。

家里有用人，按约定，我只负责照顾宝宝和她。对于我做的饭，宝妈为保持身材吃得不是很多，但赞不绝口。由于心情好，饮食有规律，奶水很充足，孩子一天一天胖了起来。

宝爸每天不管回来多晚都要抱抱宝宝，宝宝也闭着眼睛，咧开嘴笑。宝妈看着他们，笑得很灿烂。可惜好景不长，有一天，宝妈手机上突然收到一个信息，正在说话的她突然闭住了嘴，脸一下子沉下来。

我不知道发生了什么，也不好多问。她呆坐在那里，过了几分钟，把手机使劲地扔了出去，随后躺在沙发上哭了起来。

我轻声问："怎么了？"她指指手机："您看看。"

我捡起手机，屏幕上赫然出现一张照片：宝爸很亲昵地拥抱着一个女人。原来如此，怪不得她反应这么大呢！

我看着哭得稀里哗啦的宝妈，不知道该如何是好。后来我决定，还是让她哭一会儿吧，发泄一下会好一点。我轻轻抚了抚她的背，去抱宝宝了。

到了宝宝吃奶的时间，宝妈的奶水没了，吃不到奶的宝宝哇哇大哭起来。我和宝妈都傻眼了，急得团团转。

宝妈看着饿得直哭的孩子，自责不已；而越着急，越没奶水。她抬起头，无助地问："钟姐，您看这是怎么回事儿啊？怎么突然这样了！"

我冷静了一下，想起她看到照片的反应，感觉可能是因为情绪受到刺激，奶水缩了回去。

我意识到事情的严重性，开始帮她按摩，一边按摩一边安慰她说："只是一张照片而已，也不能说明他们真的有啥特殊关系。他是投资银行的经理，要面对客户，说不定这只是个客户，又或许这个女孩子喝多了，你老公很绅士地去扶她，或者帮她一把，别想那么多。"

宝妈表情木讷地任我按捏不说话。我也明白，夫妻间一些微妙的感觉，是外人很难体会到的，也许这位太太觉察出什么了。但是这个时候，如果不开解好她，她一旦陷入坏情绪里不能自拔，那无论是对宝宝，还是对她自己的身体，都会造成非常大的伤害。

我继续努力劝解："你应该想想他好的地方。别人没说你老公在外面花天酒地，报纸也没报道，这张图只是朋友截图给你看的，事实真相是什么还不知道呢。不能一看到照片就生气，一生气奶水就没有了，受害的是宝宝。"

宝妈看了看怀里的宝宝，心疼极了，说："钟姐，你帮我想想办法吧。"

我就给她煮"解郁汤"。宝妈一开始不喝，说一想到那张照片心里就堵得慌，饭也吃不下，觉也睡不着。我一边抱着孩子一边劝她说："别想太多了，他昨天回来时，不是和往常一样逗孩子开心嘛，应该不是你想的那样，如果有啥事，肯定会表现出来的。"

宝妈似乎有些想开了，我趁机忙说："现在最重要的是解决母乳问题，给宝宝吃足奶。"宝妈点点头，端起碗喝了下去。

在月子里，宝妈的情绪很重要，这时无论是夫妻间还是婆媳间，都要尽量保持关系融洽，丈夫、婆婆凡事要尽量顺着宝妈一点。另外，宝妈也要学会自我疏解不良情绪，尽量不去想会让人心情不好的事情；退一步说，即便是有什么事，也要会"自我蒙蔽"，尽量睁一只眼闭一只眼，不要太较真。比起孩子和自己，其他事情这时都没那么重要，可暂时靠边放一放。

她一边喝我做的"解郁汤"，吃着饭，一边听我的开解，慢慢地也想开很多，没多久奶水就下来了，虽然没有之前多，但足够宝宝吃了。

后来，这件事不了了之，也没发现宝爸那边有什么异常。真相如何，宝妈至今也不知道，但是我相信，宝妈已经放下它了。

我合同期满离开的时候，宝妈感激地说："谢谢你，钟姐，现在想来，前段时间真的是好危险，如果真的不及时调整，自己心情差，宝宝没奶吃，我难以想象自己会变成什么样。"

听到这些，我既欣慰又自豪。我不敢说自己挽救了一个妈妈甚至一个家庭，但能在关键时候帮到她，帮到孩子，也就实现了自己的最大价值。

祝愿天下的妈妈都和抑郁说拜拜。

下面说说两道"解郁汤"的做法。

一道是洛神花马鞭草茶。准备洛神花、茉莉花、菊花、马鞭草各 5 克，蜂蜜适量。将洛神花、茉莉花、菊花、马鞭草用水冲洗一下，放入壶中，再加入开水，闷 5 ～ 10 分钟，调入蜂蜜即可饮用。这道茶的功效是理气解郁，美容瘦身，清肝明目。

这道茶虽好，但胃酸过多的产妇尽量少饮用。

另一道是生地百合枸杞糖水。准备生地 25 克，干百合 25 克，枸杞 10 克，冰糖适量。将生地、百合、枸杞洗净，放入煲里，加清水煲 1 小时，加入冰糖，煲至冰糖融化即可。这道茶的功效是养阴生津，宁心安神。

材　料　猪肉碎 100 克，菠菜 100 克，蛋白 1 只。

调　料　姜蓉 1 汤匙，盐、胡椒粉、干淀粉、生抽各适量。

做　法　1. 菠菜切段，焯水，捞起。

　　　　2. 猪肉碎加入蛋白、盐、胡椒粉、干淀粉、生抽，搅拌均匀。

　　　　3. 起锅，倒入适量水，用汤匙将肉馅团成丸子放入锅中，用文火
　　　　　 煮至浮起；

　　　　4. 加入菠菜，煮 3 分钟，加盐调味即可。

功　效　补血养颜，滋阴润燥。

温馨提示：肉丸子凉水下锅，受热更均匀，口感更滑嫩。

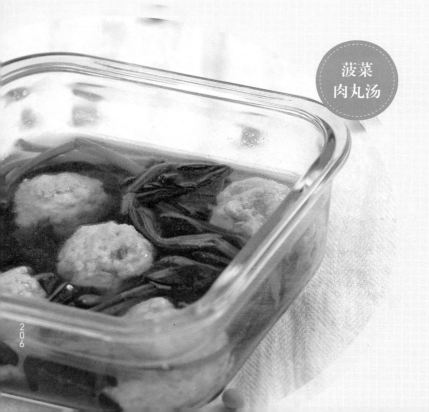

菠菜
肉丸汤

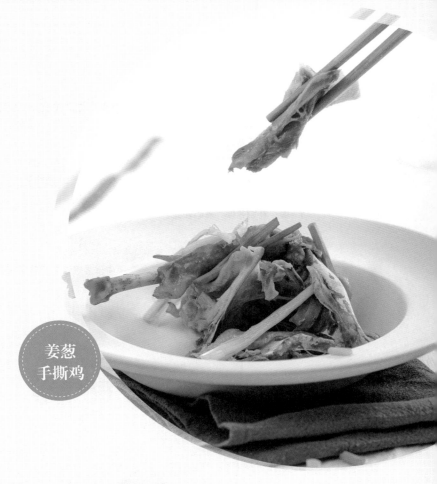

**姜葱
手撕鸡**

材　料　三黄鸡半只（约 500 克）。

调　料　姜 4 片，香葱 2 根，蚝油 1 汤匙，盐适量。

做　法　1. 三黄鸡洗净，用蚝油和盐将全身涂抹均匀后，放在冰箱里冷藏
　　　　　 入味（最好是前一天晚上涂抹好，放冰箱过夜）。

　　　　　2. 把姜片、香葱放到电饭煲底部，三黄鸡放在姜葱上面，盖锅按
　　　　　 "煮饭"键，待跳至"保温"时再按"煮饭"键，等再次跳至
　　　　　 "保温"时，鸡肉就非常软糯了。

　　　　　3. 将鸡肉装入盘中，撕成小块即可。

功　效　温中益气，补肾。

温馨提示：1. 普通锅需要煲两次，用高压锅煲一次就可以。

　　　　　　2. 三黄鸡在放入电饭煲之前，要将其身上的水擦干。

材　料　鸡半只（约 600 克），瘦猪肉 100 克，花胶 50 克（已发好），桂
　　　　圆肉 10 克，红枣 4 颗（去核）。

调　料　盐适量。

做　法　1. 鸡和瘦猪肉焯水后，用清水洗净；花胶、桂圆肉、红枣洗净。

　　　　2. 将所有材料放入大炖盅内，注入开水，隔水炖约 3 小时，加盐
　　　　　调味即可。

功　效　补血养颜，养心安神。

温馨提示： 1. 此汤适合产后乳汁分泌不足的产妇食用。

　　　　　2. 煲鸡汤放瘦猪肉，可令鸡汤味道更鲜美，还有滋阴润燥的
　　　　　　作用。

圆肉花胶
炖鸡汤

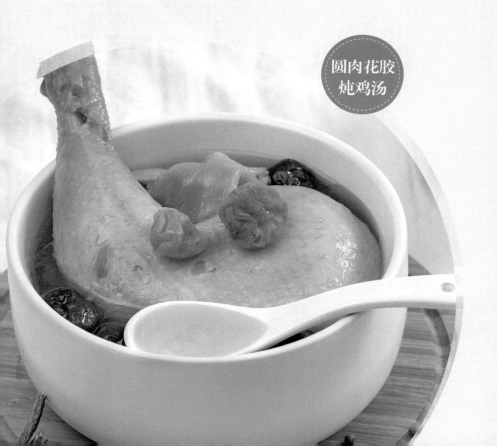

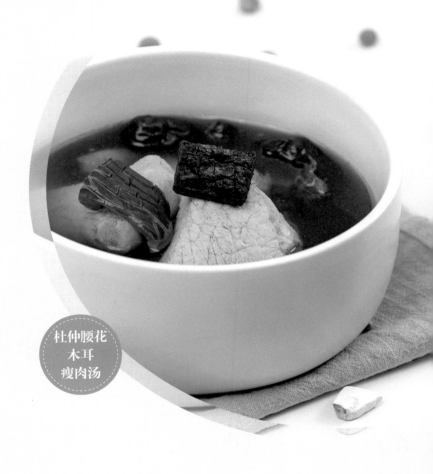

杜仲腰花
木耳
瘦肉汤

材　料　瘦猪肉 100 克，猪腰 1 个，杜仲 15 克，干黑木耳 5 克，红枣 4
　　　　颗（去核）。

调　料　姜 2 片。

做　法　1. 瘦猪肉切片，焯水；黑木耳泡发，去蒂，洗净；红枣、杜仲浸
　　　　　　洗干净。

　　　　2. 猪腰切去白筋，用黄酒浸泡 1 小时，去除异味。

　　　　3. 将所有材料放入煲中，煮开后改用小火煲 2 小时，加盐调味
　　　　　　即可。

功　效　活血化瘀，有助于缓解产后腰膝无力。

温馨提示： 猪腰也可用白醋浸泡 1 小时，也能很好地除去异味。

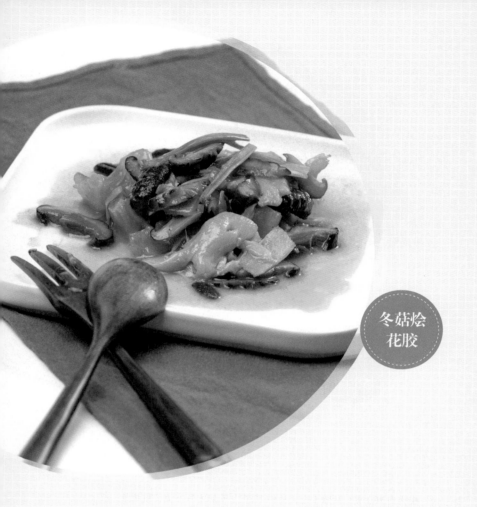

冬菇烩
花胶

材　料　冬菇 50 克（已蒸熟），花胶 100 克（已发好），上汤半碗。

调　料　姜 3 片，葱花适量，蚝油 1 汤匙。

做　法　1. 花胶焯水，切条；冬菇切片。

　　　　2. 起锅，倒适量油烧热，放姜片、葱花爆香，下冬菇、花胶，再
　　　　　放上汤、蚝油，大火烧开之后，小火慢炒，等汤汁浓稠之后就
　　　　　可以上盘。

功　效　滋阴养颜，益肠胃。

温馨提示：花胶不能与动物肝脏同食，动物肝脏含有的铜、铁等元素，易
　　　　　使花胶中的维生素氧化而失去功效。

材　料　鸡半只（约500克），苹果1个（去皮、去核），玉米半根，玉竹
　　　　10克，红枣5颗（去核）。

调　料　盐适量。

做　法　1. 鸡洗净、焯水备用；苹果、玉米、玉竹、红枣分别洗净。

　　　　2. 煲内倒入水，将所有材料放入煲内，煮开后大火煲5分钟，转
　　　　　 小火煲2小时，加盐调味即可。

功　效　清润理气。

温馨提示： 这款汤较清润，进补阶段可作为调剂，产妇吃过大量燥热食物
　　　　　　　之后喝是非常有益的。

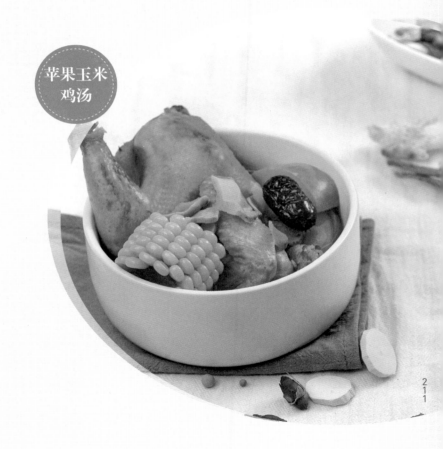

苹果玉米
鸡汤

第九章 CHAPTER 09

产后恢复，要从细节入手

产后身材恢复一定不能操之过急，减肥过程中极可能因为母乳喂养的营养需求、身体恢复的营养需求等，减肥比平时见效慢，甚至出现忽胖忽瘦的反复现象。为了实现科学有效地减肥，不损伤身体，宝妈们要按部就班，根据实际情况循序渐进来减肥。

临产前遵医嘱，是义务也是敬意

那是个温暖而不燥热的季节，本来想放松一段时间的我，被一个临时任务打乱了计划。有一家人，带着即将临盆的准宝妈去国外生产，路经香港时，因为准宝妈的心脏病屡次发作，不敢继续旅程，只得在香港租套房子暂留下来。他们请了一个月嫂来照顾孕妇和即将到来的孩子，后因为一些原因，辞退了她。经过多方打听，找到了我。

我去的时候，宝妈身体已经恢复，孩子也已经满月了，母子健健康康的。后来听用人说，这位宝妈和孩子身上，发生过让人胆战心惊的事情。

在孩子即将出生的时候，孕妇的心脏病严重起来，需要马上进行治疗，于是她比预产期提前一个月住进了医院。香港的医疗条件非常不错，经过医护人员的合理救治和家人的温情陪伴，准宝妈的心脏问题被控制住了。

逐渐好转的准宝妈精神好了起来，恢复了日常的活动，没事就在走廊里转转，和巡查的医生聊聊天，与病房里的其他准宝妈互动一下，没有一丝不适的迹象。

一个艳阳高照的上午，准宝妈看着窗外来来往往的行人，和陪在身边的先生说："已经半个多月没出去逛逛了，今天天气那么好，该出去透透气了。"先生有点累，暂时不想出门。她就换上一件漂亮的蓬蓬裙，提着小包准备自己去转转。

护士站的值班人员见她的穿着打扮是要外出的样子，问道："楚太太，您这是要出去吗？"准宝妈很轻松地说："是的，今天天气不错，我感觉身体也很好，想出去逛逛街、散散步。"

护士听了大惊失色，连忙跑过来扶住她："不行的，您的情况还不稳定，这个决定不能由您来做。您跟我来，我们去检查一下。"

护士叫来了医生，医生一看是那个患有心脏病的准妈妈，脸色一沉，说："你的情况刚好转就随意走动，这样对你和肚子里的宝宝来说有多危险，你知道吗？"

准宝妈说："我感觉好多了，已经没什么大碍了。"说完扭了扭身子，踢了踢腿。

医生见状忙制止她说："别别别！千万不要大幅度活动，快躺床上，我给你检查一下。"

准宝妈感觉有点好笑，就说："你们不用小题大做，我自己的身体状况自己非常清楚，没什么事的。"

医生和颜悦色地说："您是特殊的准妈妈，要确保安全才能离开医院，这是我们医生的职责，请您配合。"

准宝妈无可奈何地躺在床上任由医生和护士检查。

医生一会儿听胎心，一会儿测血压，忙活了一阵说："最近您的饮食有什么变化吗？"

准宝妈说："比原来吃得多了一些，肉食增加了。"

医生接着问："活动量呢？"

准宝妈说："活动量大多了，完全没什么不舒服的，肯定能逛街的。"

医生严肃地说："楚太太，您的心跳和血压监测结果都是有问题的，您的血压都180了。您没有感觉吗？头不晕，心跳不快？"

准宝妈摇摇头说："没有不舒服。"

医生不再多说了，对旁边脸色都变了的护士说："赶紧准备手术，情况非常危险，再晚就出人命了！"

经过一个多小时的手术，孩子提前剖出来了，因为不足月，非常小，也非常瘦弱。孩子出生以后立刻被送到保温箱，足足待了一个礼拜才出来。

多惊险哪！如果不是医生及时检查指不定会出什么事呢！

这期间宝妈也是备受折磨，而且要比普通产妇更得注意产后健康问题，别的产妇有个发烧感冒，喝点药就解决了，但她就必须打点滴，用特殊的物理方法降温。在医生护士和各方的努力下，宝妈最终平安无事。

一个月以后我接手照顾宝妈母子的时候，宝宝已经跟正常的孩子一样了。

有人说生孩子是在鬼门关走一遭，这一点都不夸张，特别是一些身体有特殊情况的产妇，更应该加倍谨慎。

我还记得另外一个宝妈，她先天只有一个肾，小时候没发现，怀孕以后做产检才知道。医生建议她不要孩子，但她坚持要把孩子生下来。

从怀孕到生产的过程中，她总是提心吊胆、小心翼翼的，生怕孩子不健康，怕自己躺在手术台上就下不来了。但即使这样，她生下孩子的决心仍不动摇。

生孩子前她在医院住了很久，医生和护士都成了她的好朋友。

她原以为孩子会足月生产，没想到还没到足月羊水就破了，如果不是护士及时发现，这对母子肯定是非常危险的。还好是住在医院，急救设备、人员一切都齐全，有什么不利于胎儿和宝妈的情况，都能马上发现并解决。

宝宝出生时缺氧，在保温箱待了很长时间，后来才恢复得和正常宝宝一样了。

我时常会想起这两个宝宝，想起这两个想想都后怕的故事。假如遇到一些不太负责的医护人员，或是医护人员没有看到患有严重心脏病的宝妈要出去，或是孕妇没有提前住进医院，那故事的结局简直不堪设想。

所以，我要在这里提醒所有准宝妈，特别是高龄产妇或者有某种疾病的孕妇朋友，一定要听从医生的安排，让检查什么就积极配合，让吃什么药就按时按量吃。不要凭自己的判断行事，很多事情超乎你的想象，特别是在孕期，出现任何闪失，后果都可能是非常严重的。

有时候，一些专业人士需要你做出一些看似很残酷的决定，比如要提前取出宝宝，你也要听从。宝宝的生命力比你想象的要顽强得多。很多先天不足的宝宝，如果后天营养跟得上，身体发育和健康状况是没有问题的。

一孕傻三年？走出"犯二"模式

很多宝妈发现，在怀孕前，就算不写备忘也能记下两周内的行程，但怀孕之后，如果不动手写笔记，就连3天后的预定行程，都会忘得一干二净，完全想不起来自己当天应该要做什么事，记忆力差得不敢相信，怀疑自己变傻了。

总是忘东忘西、丢三落四，难道真是"一孕傻三年"吗？

有一天我看电视，无意中看到 Baby 参加《奔跑吧，兄弟》综艺节目。

她在里面的表现很好，只是记性有点不太好。跑男兄弟团的郑恺在采访中，被提问："Baby回来有什么变化？"他半开玩笑地说："变傻了！憨憨的，笑点很低，老是动不动就傻笑。"

在游戏中，Baby还一度忘记自己的名字如何拼写。这太不像平时的她了。

我生宝宝时也有这样的经历，在工作过程中更是见过太多这样的例子，所以我曾专门向医生咨询，并读过很多与此类问题相关的书籍。

造成女性在怀孕期间记忆力变差的原因不止一种，就目前医界的看法，大多认为是由生理原因引起，可将之归类为5项：

一是身体过度疲劳，造成注意力分散。怀孕期间，有些女性会发生恶心、孕吐、腰酸背痛、食欲不振等情形。碰到这些情况时，大脑会下达指令，让身体尽量处在休息的状态，因而使准妈妈无法分心去注意其他事物，导致注意力降低。

二是激素的变化。怀孕期间，女性体内的黄体酮和雌激素水平将高达平时的15～40倍。而到了分娩之际，催产素又汹涌袭来。体内激素水平的升高与骤降都会影响到准妈妈思维、记忆及认知水平，甚至造成情绪低落，所以准妈妈会发生变"笨"的情况。

三是神经系统受到影响。2002年，印度针对50位准妈妈进行研究，发现她们的肾上腺素与多巴胺等激素都出现下降的趋势，这些神经传导介质的减少，多少会影响到神经系统活动，因此被推定可能与准妈妈记忆力变差有关。

四是注意力转移。怀孕后，准妈妈的注意力就会转移到胎儿身上，她们要在短时间内去收集、学习照顾好小宝宝的知识和技能，自然会忽略掉周围的其他事情，看上去心不在焉，健忘得很。

五是营养摄入不均衡。胎儿大脑和神经的发育会消耗母体所提供营养素的一半以上，如果这个时期母体食物营养供应不足，就会导致自身营养素的缺乏，尤其是必需脂肪酸和磷脂的缺乏，这会影响到脑细胞的健康状态，从而导致记忆力下降，注意力难以集中。

我觉得这5项归纳，还是比较全面和科学的。在我看来，对于"孕傻"宝妈来说，家人的理解和照顾，非常重要。宝妈记忆力变差，虽不会对日常生活产生太大的负面影响，但仍会造成某些不便。宝爸及家人，此时要记得给予宝妈关怀与体谅，毕竟怀胎十个月，以及产后初期，她要忍受诸多身体不适，若再加上记性变差，宝妈可能会觉得很无助，所以在面对健忘的她时，家人别忘了预备足够的耐心，适时伸出援手。

前面说了，其实有些人的"傻"是因为身体激素变化，有些是因为性格问题，但这个"傻"肯定不是真的傻。因为当一个女性升级成为妈妈以后，她会遇到很多问题，也会有很多方面的考虑，她身上肩负的责任也更大了，她会变得比以前更有责任心。但这种责任心主要体现在与宝宝有关的事情上，对一些她认为非主要的问题，确切来说，是和宝宝无关的问题，她肯定没那么上心，表现出来的就是显得有点"傻"。

之前我照顾过的宝妈，回到工作岗位以后，升职加薪、事业更上一层楼的多得是。我记得有个宝妈是在银行工作，之前只是一个普通的客户经理，生完孩子回去以后，很快就升到更高的领导层级，直到现在都做得很好。这样的例子很多。

所以生完孩子会傻三年的说法，我觉得是不成立的，除非宝妈有产后抑郁，那就另当别论了。

增强记忆力的食物

1. 富含 B 族维生素的食物

谷类中含有大量的 B 族维生素，其中的叶酸对大脑的记忆细胞具有营养作用。产前宝妈补充足够的叶酸对宝宝有好处，产后如果吃谷类食物太少，身体摄入叶酸不足，记忆力就会下降。

2. 富含抗氧化物质的绿叶蔬菜

哈佛大学在一项研究中发现，那些多吃富含抗氧化物质的绿叶蔬菜，比如菠菜、玉兰菜等的女性，在参加脑力测验时，比那些很少吃这类蔬菜的女性得分高。蓝浆果中就含有大量抗氧化物质，可以保护脑细胞免受损伤，增强记忆力及其他脑功能。

3. 富含维生素 C 的食物

多吃一些富含维生素 C 的食物，比如橙子、柚子等水果，可以预防记忆衰退。如果需要，宝妈也可以在医生指导下补充维生素 C。

4. 富含维生素 E 的食物

多吃一些富含维生素 E 的食物，比如杏仁、核桃等坚果，可以帮助提高记忆力，因为维生素 E 也是一种抗氧化物。

5. 鱼类

研究显示，每星期吃一次富含 Ω-3 型脂肪酸的鱼类，比如鲑鱼，那么记忆衰退、出现老年痴呆症的概率可降低 60%。

产后脱发大多是激素水平下降惹的祸

丫丫刚生完孩子时，头发脱落得厉害，原来一头乌黑秀丽的头发，越来越稀疏了。这让她非常苦恼，很多网友也说："丫丫真可怜，头发掉这么厉害。"

对于一个公众人物，特别是丫丫这样的大美女来说，头发出现问题，是非常大的事，但是当时我却并没有特别焦虑。

因为我知道，产后脱发是一种正常的生理现象，我见过很多这样的产妇，也经常为此去请教医生。

其实产妇脱发最主要的原因是体内激素水平下降，除此之外还有精神状态、节食、发高烧等。

一般来说，产妇在怀孕前已有不小的精神压力，生完孩子又要面临哺乳和生活的其他压力，心事重了就不容易睡好觉，一旦失眠就会加速身体老化，所以脱发也就在所难免了。

也有产妇月子期间不注意，受凉发高烧了，发根组织受到了破坏，导致头发大量脱落。

另外，长期服用避孕药的女性也会出现脱发现象，但这种情况解决起来比较简单，不再吃避孕药了，头发也就不掉了。

当然，有的宝妈由于节食减肥，营养不足，身体缺铁，会造成头发毫无光泽，也会引发脱发。

在以上脱发原因中，我见得最多，也是最直接的原因，还是激素水平的下降。随着宝妈体内的激素水平慢慢恢复正常，其头发也会慢慢地恢复正常的数量。

怎么能让头发更快、更好地恢复呢？均衡的饮食非常重要，可以多吃一些有利于头发生长的食物，如动物性蛋白质，包括鱼、家禽等。绿色蔬菜如菠菜、韭菜、芹菜、圆辣椒、绿芦笋等，能滋养皮肤，有助于黑色素的形成，使头发乌黑亮丽。

记得当时我也有意给丫丫做一些相应的月子餐，后来她的头发不但长出来了，而且比之前更浓密漂亮了。

我当时经常做的这道菜，叫山药枸杞响螺瘦肉汤。准备瘦猪肉 100 克、响螺片 50 克、鲜山药 20 克、枸杞 10 克、无核红枣 4 颗；将瘦猪肉、响螺片焯水，洗净备用；将山药去皮，切片，洗净；枸杞、红枣洗净备用；将除枸杞外的所有材料放入煲中，煮开后大火煲 5 分钟，转小火煲 2 小时，放入枸杞再煲 5 分钟，加盐调味即可。

这道菜具有补血益气、滋阴补肾的功效，适合体质虚弱和脱发的人服用，不过感冒发烧者不宜。

除了饮食外，保持心情舒畅也很重要，紧张的情绪只能加重脱发，形成恶性循环，这就是精神性脱发。

宝妈产后须正确面对各种疼痛

宝妈产后本以为终于解脱了"怀胎十月"的苦难，没想到产后出现的腰酸背痛又带来了很多痛苦，对日常生活造成了严重的影响。此时要是心理层面受到了创伤，很可能还会伴有产后抑郁症。

"我发现你是不是太娇情了？生孩子前你是能跑全马的人啊，现在怎么娇气成这样？走两步就脚疼膝盖疼的。"

当马先生和他太太说完这句话，我就感觉到他肯定后悔了。家里的气氛瞬间凝固，让人难受。

原来，自从生完孩子，马太太一直说自己浑身酸痛无力。现在孩子一周了，马先生感觉她一直躺着也不好，就说扶着她在院子里走走。谁知道刚走了一圈，太太就大呼累得慌，膝盖也疼得很，不能再走了。而马太太原来是个运动爱好者，球类运动、田径运动都喜欢，几乎年年跑半马或全马，先生对她现在的变化，有些接受不了。

我们需要了解一下这个虚弱疼痛形成的原因。对产妇来说，从怀孕到生产的整个过程中，身体可能会发生很大的改变，有些是内在的，比如体内激素水平的改变，会让人体产生种种不适。还有些是外力造成的，比如分娩时太过用力导致肌肉拉伤，这样产后就会出现全身酸痛现象。另外，如果产妇缺钙或者劳累过度，或者卧床太久，都会影响到骨骼、韧带和筋肉。

针对以上这些问题，我们一般需要从饮食、运动以及行为方面加以改善。

马太太对先生的话显然非常不满，走到屋里坐下，已经是声泪俱下："你不亲身经历，就靠嘴说，怎么知道我的痛苦？我娇气，你去试试十个月怀个孩子，你去试试大出血，你去试试夜里孩子一哭就被吵醒来照顾他。"

我看她越说越气，赶紧走过去劝："你家先生也是怕你躺床上太久对身体不好，所以让你锻炼锻炼。他是想着你赶紧恢复过来，肯定没有别的意思。"马先生没想到太太会哭，便马上道歉，她的情绪这才平复下来。

晚上趁她喂奶的时候，我和马先生谈了产妇的一些变化情况，并告诉他产妇的身体变化往往连带着情绪变化，所以一定要注意和她说话的态度和措辞，不要伤害到她。

马先生对此感到不解，一个爽朗大气的人，怎么变成这个样子？不过出于对太太的爱，他还是表示以后会多注意自己的态度和言辞，并拜托我多做一些好菜来调养太太的身体。这个是我最擅长的。

我知道，除了时不时地开导宝妈，在营养方面也不能落下，像肉类、蛋类、大豆、虾皮等富含钙质的食物，对于身体的恢复很有帮助。此外，还需要多吃富含维生素、矿物质的蔬菜、水果等。像马太太家这样的条件，可以用花胶、虫草来进补。

当天晚上我就给马太太做了一个山药虫草花枸杞花胶汤。

先备好以下食材：瘦猪肉200克，花胶100克（已发好），虫草花10克，山药50克，桂圆肉10克，枸杞5克。

将瘦猪肉切大块，焯水；将花胶、虫草花、山药、枸杞、桂圆肉洗净，然后将除枸杞之外的全部材料放入炖盅；加开水漫过所有食材3厘米左右，炖2小时后加枸杞，再炖10分钟即可。

这道山药虫草花枸杞花胶汤，具有美容养颜、润喉和止痛的功效，尤其适合产后体虚伴有身体疼痛者。

记住：枸杞要最后放，否则汤会发酸，如果觉得汤的味道不好接受，可放一点点盐。

如果觉得这种进补汤食材比较贵一些，也可以采用普通食材来做菜，功效也是非常显著的，比如黑椒牛肉丁。

准备好牛里脊肉150克、杏鲍菇1条、胡萝卜1/3根；将胡萝卜、杏鲍菇、牛里脊肉切2厘米见方的小块，牛里脊肉用黑胡椒、蚝油、糖腌渍30分钟；起锅倒适量油烧热，放入杏鲍菇、胡萝卜煎熟，加1/3汤匙蚝油，翻炒均匀，盛起备用；在锅中放少许油，煎牛里脊肉至熟，再将胡萝卜和杏鲍菇回锅，稍加煎炒，装盘即可。

这道菜补铁补血，益气养胃，尤其适合术后调养、中气下隐、气短体虚、筋骨酸软、贫血久病及面黄目眩的产妇。

腌渍牛里脊肉时可加适量清水，口感会更滑嫩。

当然，除了吃这些针对性的月子餐，适当的运动还是需要的。不管是剖腹产还是顺产，在自己能够下床走动的时候，就需要下床活动，散散步、做做操，这能促进体内恶露的排出，加快子宫复原，还能加快腹部、盆底肌等部位肌肉力量的恢复，对产妇有益无害。最重要的是，产后适当运动还有助于消除负面情绪，增加食欲，从而促进产妇的乳汁分泌。

姜汤擦身，虚汗全无

"钟姐，这天也不算热啊，我怎么一直出汗不断呀？"阿齐从医院回来就是这样，衣服竟要半天一换。

我告诉她："刚生完宝宝，很正常，休养一段时间估计就好了。"

一般宝妈分娩的头几天伴随少量出汗的现象，属于正常生理反应。一般而言，最多半个月，出汗的现象就会逐步消失。

但是，如果宝妈出汗持续时间过长，超过半个月，就不属于正常现象了。长时间大量出汗，会造成体内津液缺失，出现疲乏、酸痛等症状，影响宝妈的健康，需要及时就医治疗。

一般产妇出虚汗，我都会提议她及时洗澡，即使不便每天洗澡，也要用温水擦身。

我照顾阿齐的时候，和照顾别的产妇一样，用几种药给她煲姜水擦身。出汗多的产妇要每天擦身，特别是母乳喂养的产妇，更要注意卫生，甚至每天要多次用姜水擦身。

中医认为，产后出虚汗是身体虚弱导致的，因为生产时消耗了不少血气。这就会导致阴阳不调，在睡觉中特别容易出汗。如果能及时进行调节，身体得到充分的恢复，过不了多长时间，产后出虚汗的问题就能够解决。

其实根据我的经验来看，出汗也是个生理过程，没有什么可以补的，就像激素失调一样，基本上只能靠自行恢复。可能前两三个礼拜汗会出得很多，但是后面就会越来越少，过了这段时间，自己就好了，不需要吃药治疗，饮食调养一下即可。

这中间需要注意几个问题。

第一是注意自身卫生。条件允许的情况下，可每天洗澡，实在洗不了也可以擦一擦。贴身衣物一定要勤换洗，保持洁净舒适。另外，出汗多，被褥易潮湿，容易滋生细菌而感染疾病，因此，被褥也要勤洗勤晒，保持干燥。

第二是适当通风换气。要定时打开门窗，通风换气。开窗时，宝妈和宝宝要远离风口，避免吹到风，或者开窗的时候用窗帘稍微挡挡。

如果宝妈产后出汗超过半个月，就是身体虚的表现了，需要及时补充气血，这时可以采用食疗。

我经常给这类产妇做的一道菜就是清炒黄鳝丝。

准备黄鳝1条（约100克），青椒、红椒共50克（洗净切丝备用）。黄鳝去骨切丝，放入沸水稍烫后捞起，去掉黄鳝身上的滑腻物，然后放在锅里和姜丝、青椒丝、红椒丝一起煸炒，加盐、生抽，煸炒片刻后加入黄酒，淋入麻油即可出锅。

黄鳝蛋白质含量很高，脂肪含量较低。炒的时候要快炒，肉质才会比较滑嫩。

这道月子餐，适合产后体虚出汗、体质偏寒的产妇食用，阴虚内热、肠胃不佳者慎食。

会洗头洗澡，不患月子病

我有一位同行生了孩子后，我去帮忙照顾。我并没有住到她家，而是早上去，晚上回，帮她做饭和照顾孩子。我们之前就比较熟悉，沟通起来也没什么顾忌，有什么就说什么。

有天哄孩子的时候闲聊起来，她说："钟姐，你觉得我老公帅吗？"

我这才想起来，好像都没怎么见过她先生。不过她先生的样子倒不差，高高的个子，大眼睛，不能说不帅，只是眼神却说不上温和。我笑着说："当然帅了，你选的人嘛，没错的！"

她长叹了一口气说："我很爱他，可是他却经常打骂我。这几天根本就不回来，不知道是不是外面有别的女人，我该请人查一查吗？"

我同情地说："如果你不想和他生活下去了，就去查；想继续和他生活就不要查。如果真的确有其事，你们两个心里都有疙瘩；没有这事，你心里放下了，他却会心存芥蒂，这样的话还能一起生活多久呢？不查就当没事一样，皆大欢喜。"

果然，她没再提这事，也没去查。这让我很感慨，对于宝妈来说，真的是一有宝宝万事足。

　　两个星期后的一个早晨，我照例去她家帮忙，一打开门，我就闻到一种特别难闻的味道，若有若无。我看到宝妈乱蓬蓬的头发油腻地粘在一起，随着她的走动，散发出难闻的馊味。前几天她都是戴着帽子，根本闻不出这味道。

　　我说："你今天得洗头了，这哪受得了啊！"

　　她抓了抓头发说："痒得很，刚摘下帽子透透气就被你看见了。月子里是不能洗头的。"

　　我有些无奈地说："什么年代了，还这么不懂科学。现在天气不冷，热水不缺，吹风机热风吹干，又方便又健康，没事的。"

　　她摇摇头说："我把帽子戴上就可以了。"

　　我开玩笑说："如果你先生突然回来，闻到你头发的味道，会扭头就出去的。"她犹豫了一会儿说："我中午洗。"我意识到自己应该是说错了什么，不过好在她也没太在意。

　　在我做月嫂的这么多年里，我不止一次遇到这样的问题。月子里要不要洗头，能不能洗，这样的疑问不光在内地有，在香港也有。很多富豪的家里也会遇到这样的问题。有的人非常固执，一个月都不洗头，头上都成鸟窝了，还泛着馊味。凡是我遇到的坚持这种旧俗的产妇都被我说服了，她们不但洗头了，而且还定期洗，一点不马虎。

　　旧观念中，在月子里，除了要求宝妈们不洗头，还要求不刷牙、不洗澡、不下地、不出门等。

　　那么，持这种旧观念的人到底在担心什么呢？

关于月子里洗头，民间有这样几个说法。一是说月子里洗头，会终生落下头疼病，一辈子都治不好；二是说月子里洗头会掉头发。很多人都信了。

我问过很多宝妈这样一个问题：你生孩子前都是三天两头洗个澡，甚至天天都洗，不洗就浑身痒，那么现在你一个月都不洗头洗澡，你不怕头皮发炎、皮肤生疮吗？这样的身体怎么能产出健康卫生的母乳来？你愿意你的宝宝躺在你满是异味的怀里吃奶吗？

月子里的宝妈要出很多汗，香港的医生叫它"褥汗"。因为这时产妇需要把怀孕时体内增加的血容量减少到正常状态。人出汗最多的地方除了腋下、后背，其次就是头上。出了那么多汗，不清洁，皮肤一定会发炎，进而造成伤口感染。所以，产后长期不清洗身体和毛发，容易造成产褥感染。

但话得说回来，宝妈们担心月子里洗头会落下头痛的毛病，洗澡会动了体气，也不是完全没有道理。其实这一是怕洗头洗澡时受凉，二是怕分娩后激素水平下降，造成脱发。有这样的担心可以理解，但只要掌握好方法，这些问题都是可以避免的。

俗话说，洗澡要避人，洗头要避风。洗头不能在有风的地方，产妇只要做好保暖，不让头部受到冷风冷水刺激，就可以洗头。洗头时水太烫也不行，会造成头发损伤。

也许是我的说法打动了她，也许她憧憬着什么，反正，这天晚上，她喂了娃后就一个人偷偷洗了一个澡，当然也洗了已经被帽子紧裹了很久的长发。

不感风寒，宝妈洗澡"神水"

中国人坐月子有不少"规矩"，比如：不能开窗、不能吹空调、不能洗头、不能刷牙、不能吃水果……

如果你不照做，长辈们就会警告你：以后落下月子病别怨人。然而，事实证明，这些传统的月子禁忌其实是比较武断、不科学的，照做才是折腾自己。真正会让你落下月子病的，反而是几件你常忽略的事情。

讲几个故事吧。

去莉莉家是在她临产前，因为她怀孕比较艰难，所以家人提前找我到家里去照顾她。

一起过来的，还有她的婆婆。起初莉莉也非常开心，毕竟家里能帮忙的人越多，就越放心，但是随着生产后月子天数的增加，莉莉和婆婆的矛盾开始出现。

此时正值夏初，中午的时候气温有点高，比较热，谁都想开空调凉爽一下，但是婆婆一再强调月子期不能吹空调，并将空调遥控器给藏了起来，任我和莉莉怎么给她科普，她就是不给开。

于是莉莉又想趁早上和傍晚阳光不足的时候开窗给家里通通风，但是刚一打开就被婆婆关上了，说吹风容易受凉。

而最让莉莉难以忍受的是，莉莉爱讲卫生，可婆婆却硬拦着她不让洗头洗澡，说容易落下月子病……而且老人家有理有据："你别不信我的话，我生了三个孩子，每次都落下病根，现在湿着头发被风一吹，还头疼半天呢。那还不是因为我月子里洗头，加上出汗多，结果我婆婆看我睡着了把门窗开了，吹的！我为这埋怨了她一辈子，我可不想将来你也埋怨我。"

和婆婆僵持了几天，莉莉几乎有些失控了："有什么我自己负责行吗？您就别管了。""那不行，年轻人不知道厉害，不为你还为我孙子呢。你健健康康的，是我孙子的福气。"

嗬！这逻辑，这口气，是不是似曾相识？能堵得人哑口无言。

其实产后如果长时间不洗澡，汗渍长期聚集，容易滋生大量的细菌，进而引发感染，不利于产后恢复。洗澡是完全可以的，但是需要使用温水淋浴，浴室的温度也要适宜。此外，洗澡的时间不宜过长，最好能"速战速决"，并且在整个过程中需要避免吹风受凉。

需要注意的是，产后私处的清洁和护理也很重要，切勿采用盆浴坐浴，每天要勤换内裤，并且选择专用的产妇卫生巾，最好别用普通卫生巾，否则可能会影响产后伤口的愈合。

莉莉觉得和婆婆正面冲突不好，就趁婆婆出去的空隙偷偷痛痛快快地洗了个澡——我协助她，用姜水来冲头，洗完就吹干，完全没有凉气入侵；然后用姜、防风、桂枝、香茅和艾叶水来擦身，擦完之后用干毛巾包上。

但是，这一切都被婆婆一眼看出来了，幸亏她看到了我们的特殊洗澡"神水"，才未引起冲突。

莉莉也明白婆婆确实是为了自己好，问题就出在两代人的月子观不一样。她那天和我说："钟姐，真是煎熬啊，30天的月子期赶紧过去吧！"

我冲她摇摇头："30天的月子期？那可不一定。"

很多人认为，产褥期之所以被称为月子，顾名思义就是需要休息30天。但其实，坐月子并非简单的一个月的时间，月子持续多久，关键要看身体的恢复程度。**月子坐好、坐完的标志是子宫体是否恢复，这段时间通**

常是 6 周左右。而对一些产后子宫收缩不好的宝妈而言，可能需要延长到 8 周左右。也就是说，月子期其实是 6 ～ 8 周。看看，最长的月子都快两个月了呢。

听了我的话，莉莉立马做了个崩溃的动作。

其实这个宝妈的心态还挺好的，不是那种特别较真的人。对于婆婆的一些好意劝告，她最多是阳奉阴违、自行其是，不会在明面上极力反抗，这一点我还是比较喜欢的。

她的月子里还有个让人哭笑不得的小插曲。因为婆婆认为鸡蛋是月子期最好的补品，没有之一，所以在我给莉莉做的月子餐之外，她还会煮几个荷包蛋给莉莉吃——她年轻时缺衣少食，就是这么补的。结果傻乎乎的莉莉觉得不就是三五个鸡蛋吗，吃！这么吃的后果，就是便秘。

为什么吃鸡蛋容易引起产妇便秘呢？产妇刚生完宝宝时，身体各个器官的功能都会有所减弱，肠胃更是如此，而鸡蛋富含胆固醇和蛋白质，都是不易消化的物质，肠胃功能弱的时候还吃那么多鸡蛋，能不便秘吗？

我起初并没在意婆婆的爱心（添乱）行为，等到莉莉和我说"不知道为什么便秘了"，我才警觉，赶紧加以阻止。而我是通过改变她的饮食结构来做调整的。我做得最多的是下面这几道通肠胃的菜，大家可以根据个人口味选择来做。

一、青菜肉碎香菇粥

准备小米 30 克，大米 10 克，青菜 100 克，冬菇 40 克（已发好），猪肉碎 30 克，盐适量。

将小米、大米洗净，熬成粥；冬菇切碎，青菜切丝；起锅，倒少许油烧热，放入猪肉碎、冬菇，炒至八成熟，加青菜、盐，全部炒熟后盛起；

将炒好的菜放入粥内，熬至稍滚即可。

这道菜的功效是滋阴养血，通利肠胃。

做这道粥时，小米淘洗时不要用手搓，也不可长时间浸泡或用热水淘米。

二、花生无花果猪脚汤

准备猪脚1只（约500克），莲藕100克，花生50克，干无花果6粒，红枣4颗（去核），盐适量。

将猪脚焯水，装盘，用清水洗净；红枣、无花果、花生洗净；莲藕切片；将所有食材放入煲内，倒入8碗清水煮开后，大火煲5分钟，转小火煲约2小时，加盐调味即可。

这道汤的功效是润肤催乳，润肠通便。此汤尤其适合产后气血虚弱、营养不良、皮肤干燥者。

做这道汤时，无花果一定要凉水下锅，否则煲出来的汤是酸的。

三、黑糯米酒鸡

准备公鸡半只（约500克），花生50克，木耳4朵（已发好），红枣6颗（去核），黑糯米酒2碗，姜丝10克，芝麻油2汤匙，生抽1/2汤匙。

将公鸡洗净，切块，焯水，捞出备用；起锅倒芝麻油烧热，炒香姜丝，放入鸡块煎至金黄，加入红枣、木耳、花生，再加入黑糯米酒，中慢火煮约1小时（不用加盖），加生抽调味后即可食用。

这道菜的功效是温中补虚，防止便秘。适合产后体内虚寒、气血虚、乳汁少的产妇食用。

收不收腹在身体，更在内心

我碰到的宝妈们，几乎都会考虑产后的塑身问题，其中比较直接的问题就是要不要系收腹带。系收腹带有两个功效，一个是恢复体形，另一个是生完孩子以后，内脏尤其是子宫会下垂，系收腹带有助于它们顺利归位。

医生一般会建议产妇尽量系。

建议归建议，在实际的收腹带使用上，会有很多事情需要你提前知道。

我照顾过的个子最高的宝妈，大概就是曼姐了。她其实也就24岁左右的样子，因为身形高、气场足，她先生一直戏称她为曼姐，我们当是昵称也这么叫了。曼姐生孩子前是一家知名航空公司的空姐，外形是没的说的美。生完孩子的曼姐，最常和我说的就是："钟姐，拜托拜托，您经验丰富，一定不要让我的身材走形。我这么高，如果一直胖下去，那就是一座行走的铁塔了。哎呀，难以想象！不敢想象！"

在怀孕和生育过程中，孕妇的腹肌过度伸张，会造成腰部肌肉松弛，松弛的腹肌如不能很好地还原，多余的脂肪最易堆积，形成腹部隆起下坠，俗称"沙包肚"。因此，腹部是产后最易变形的部位。

曼姐对此也充满了警惕，早早备好了收腹带。

对于剖腹产的产妇，可以从术后第6天开始系收腹带。正常分娩的产妇，系收腹带的时间可以根据个人的意愿，最早可在产后第二天就用。**但要注意持续使用收腹带的时间。**因为它虽然对产后女性的身体塑形有好处，但是毕竟会压迫腹部，影响腹部的血液循环，所以要间歇地使用收腹带。**月子期只在下床活动时使用，月子过后每天使用收腹带的时间也应该**

在 8 个小时以内，而在用餐时、餐后一小时、如厕时、休息时都不要使用。
间歇使用、长久坚持才是使用收腹带的最好方式。

　　以曼姐的经济条件，使用大品牌是没问题的，不过因为她是剖腹产，所以在使用时间方面，我就特别注意。刚生完孩子，经过腹部挤压排露，第三天她就要用收腹带，我坚决不同意。伤口还没有愈合，收腹带总会产生一些摩擦，如果因为摩擦延缓伤口愈合，那就太得不偿失了。而且，曼姐的伤口愈合情况不是很好，所以我就劝她不要着急用收腹带。

　　一周后，有一天她和我说："钟姐，我怎么感觉肚皮老痒痒呢？"我一看，她已经用上收腹带了。我问："你什么时候用上的？没有一直用吧？"曼姐很委屈地说："是呀，我一天换一个，不是一个一直用。"

　　其实我说的是她有没有中间去掉收腹带，让自己放松一段时间。因为收腹带种类很多，有松紧带式、内裤式、腰带式，但基本原理都是一样的，都是由高弹橡筋制成，通过将腹部赘肉压迫在小的范围内，以保持身体的曲线。但无论哪个种类，都不能一直使用，一定要适时解开放松。同时，收腹带因为材料关系，有些会发生过敏或者过度闷皮肤等一些副作用，比如曼姐肚皮发痒的症状，就是其中之一。

　　我建议她暂时不要再用了。

　　说实话，收腹带也不是非用不可的，未见得不用腹部就一直恢复不了。比如我照顾 Baby 时，她就一次都没用过。她对自己恢复非常有信心，而且经过一段时间，她也确实恢复得很好。

　　不过我觉得恢复快和她是顺产，对气血消耗少一些也有关系。所以我照顾的宝妈，有的人不愿意用我不反对，有的人愿意用也就随她了，前提是不要伤害身体。

我伺候月子这么多年，总结出这样几点：

1. 正常分娩的产妇，应加强锻炼，经常做抬腿、仰卧起坐运动及一些产妇操，而不宜长期使用收腹带。

2. 剖腹产的产妇，在腹部拆线后，也不宜长期使用收腹带。

3. 身体过瘦或内脏器官有下垂症状者，待脏器举托复位后也应及时去除收腹带。

对于爱美的宝妈们，我的建议依然是：先保健康，再谈美。最后，送给宝妈们两道美颜的汤，希望大家一直美美的。

第一道是竹笙冬菇干贝排骨汤。

准备猪排骨 500 克，冬菇 50 克，干贝 3 颗，竹笙（竹荪）4 个，姜 1 片，盐适量。

将冬菇浸软，去蒂，洗净；干贝洗净，浸泡 1 小时（浸泡干贝的水留用）；竹笙用淡盐水浸泡 30 分钟，洗净，用手挤干水分后切段；猪排骨焯水，洗净，沥水；煲中倒入 8 杯清水以及浸泡干贝的水，放入所有食材，大火煲 10 分钟，转小火煲 1 小时，加盐调味即可。

这道汤的功效是消脂降压，除烦躁，适合减肥的产妇食用。

还有一道是山药莲子排骨汤。准备猪排骨 150 克，鲜山药 30 克，干莲子 20 克，红枣 4 颗（去核），姜 2 片，盐适量。

将猪排骨洗净，焯水；山药、莲子、红枣洗净备用；将所有材料放入煲中，煮开后大火煲 5 分钟，转小火煲 1.5 小时，加盐调味即可。这道汤的功效是健脾益气，补血养颜。

"模特宝妈"的减肥食谱

产后身体发福、体重猛增，几乎是每个宝妈都会遇到的苦恼。如何变得和生孩子前一样苗条，是宝妈们最为关心的问题。

在香港，我接触了一个宝妈，她怀孩子的时候体重就增加了不少，周围的人都安慰她说"卸货"完毕就能减下去，她相信了。

可是，她发现孩子生下来了，体重却没有降下来多少，这下可急坏了！整个月子里，她都在和自己的体重较劲，其中的酸甜苦辣，真是一言难尽。

我现在还记得第一次见到她时的情景。那是一个空气清新的早晨，我迈着轻松的步子走进一个朱红色的大门，她的先生跟我寒暄后便带我去见女主人。我走进卧室，只见床上躺着一个白皙的女人，长头发，脸庞好看，但身上的肉却松松垮垮地"摊"在床上。

她见到我立刻从床上坐了起来，睁着略带蒙眬的双眼说："钟姐，可把您盼来了，您来了，我减肥就有戏了。"

这个宝妈很激动，一上来就先来这么一句，看得出是发自内心的。她是被肥胖困扰得太深了。

她只有 28 岁，面容姣好，大大的眼睛忽闪忽闪的，婴儿肥的脸嫩得能掐出水来：如果不是太胖，绝对是个大美人。

她很焦虑地和我说："如果这肉减不下去，我的模特职业生涯就结束了。我听说您在饮食调理上特别厉害，您一定要帮帮我啊。"

宝妈是个职业模特，曾在澳门和东南亚的模特走秀中获过奖，前程似锦。我想，这个宝妈的减肥需求还有职业发展的因素，那就更要减了。

中午，我给宝妈做了第一顿饭，特意做得很清淡：清炒藕片、蛋羹、清蒸鲈鱼。

"钟姐，还有只鸡没做，炖了给她吃吧。这些菜是不是营养不够？月子里要多吃油水养身体……"

家里的老人看了我给宝妈做的午餐，对我的食谱提出质疑。

大家七嘴八舌，说个不停。宝妈看着大家，不知如何是好。我更是有点尴尬，最终还是听了老人的意见，炖了鸡汤。

刚吃完，宝妈就后悔了，看着已经见底的鸡汤碗垂头丧气地说："我为什么管不住自己的嘴呢？钟姐，还是要您来监督我。"

看着十分矛盾的宝妈，我也忍不住笑了：当妈的人了，还是小孩子的心性。

我说："我们一起制订一个减肥计划吧，你严格执行，不管什么人说，都不要动摇。"

于是，之后的饮食安排，我会在她的饭菜里增加一些高营养低脂肪的食物。

比如采购时，我就特别留意采购兔肉、冬瓜、海带……这些都是极佳的减肥食材。

虽然在饮食上进行了控制，但还是需要一定的运动才能真正塑身减肥。但她是剖腹产，月子期间不能有真正意义上的运动，只能在院子里走动走动。

宝妈也是拼了，各种减肥方法都用了个遍……

有一天，宝妈偷偷告诉我说："钟姐，您不知道，这几个星期，我喝乱七八糟的东西喝得都想吐了，看见'减肥'两个字就反胃。"

我乐了，说："自己一定要有判断，即使出了月子，也不能乱吃乱喝，而是要吃我给你做的减肥餐，加上注意运动，就可以了。"

宝妈听了我的话吐吐舌头："那我以后只听钟姐一个人的，只吃您独家特供的东西。我要恢复到之前的模特身材，还需要我们一起加油才行。"

我笑着说:"你也不必压力过大,我看一家人都很喜欢你,并不介意你的身材改变和职业发展停滞。"

宝妈难得严肃地说:"不,有个人特别介意。"

我很惊讶:"谁?我真没看出来。"

"我自己。"她说完,哈哈大笑起来,眼泪都笑出来了。

真是活宝一个。

一个月过去了,宝妈看上去轻盈了很多,但体重却没少多少。这是很正常的。

两个月过去了,宝妈已能够开始有规律地运动。有时我出门买菜,正好看见她和婆婆一起跑步,宝爸不上班的时候也会陪着宝妈跑步,还会给宝妈按摩。

在大家的一起努力之下,宝妈的体重开始下降,身形也越来越好看。

产后瘦身须循序渐进

模特宝妈减肥的第四个月,有一天因女儿回港,我请了三天假,第二天就接到了她的电话:"钟姐,你在哪里?快来一趟!"我问:"怎么啦?"她说:"我腿好像断了!"

啊!我吓了一身汗,赶紧往模特宝妈家赶。

我见到模特宝妈,忙问:"什么情况?"她说:"腿倒是没有断,就是想你了,让你快些过来。"她的膝盖的确是疼了几天了,可能是运动过度了,走路都不利索。

我看了看，没有红肿，但是一摸膝盖她就轻叫一下，我说您不要担心，可能是产后体重增加，加重了膝盖的负担，造成膝盖损伤。我建议她去医院看一看。

宝妈皱着眉头和我说："生了孩子的人，身体真的和以前不一样了吗？以前每天跑 10 千米也没事。"

我说："女人产后的身体会发生微妙的变化，骨骼的负重能力也会减弱，所以如果再像以前一样运动，就会增加膝盖的负重，还很可能造成轻度损伤。"

她听我这么一说，放心了许多，点了点头说："我觉得您说得特别有道理，下午去医院检查一下，看是不是半月板损伤了。"

医院检查结果还算乐观，膝盖只是扭伤，医生说休养几天就好了。大家都松了一口气。

在家休养的宝妈从网上学做了一双"瘦身健体鞋"，看上去有点滑稽，但香港很多人都穿这种鞋在室内散步做家务，可以起到形体训练的作用。

我在这个家庭待了 6 个月，这 6 个月里宝妈从没停止过对自己梦想的追求，即使在受伤不能运动时仍坚持减肥。我走的时候，宝妈基本上恢复到了最初的身材，这就是毅力和坚持的结果。

减肥说起来并不难，真正能做到的人却少之又少，主要原因就是坚持不下来，三天打鱼两天晒网。特别是产妇，认为自己刚生完孩子需要营养，就不注重保持形体。要知道，一旦肥胖起来且持续的时间越长，减掉的可能也越小。其实，只要把握好时机，科学合理地控制饮食和运动量，并坚持不懈，产后减肥也不是太难做到。

产后身材恢复一定不能操之过急，减肥过程中极可能因为母乳喂养的营养需求、身体恢复的营养需求等，减肥比平时见效慢，甚至出现忽胖忽瘦的反复现象。

为了实现科学有效地减肥，不损伤身体，宝妈们要按部就班，根据实际情况循序渐进来减肥。首先，运动锻炼一定要适度，依据个人身体的实际情况制定合理的运动量。其次，要根据个人能力选择运动方式，避免把不切实际的项目列入计划，否则很可能因为做不到而心情沮丧或放弃锻炼。最后，要做好体形会有反复的心理准备，有持之以恒的毅力和自律性，不达目标决不放弃。

◆ 小贴士 ◆

产后减肥建议

产妇运动的时间节点：产后3天内，无论是顺产还是剖腹产，都只能做房间内慢走、伸展四肢等轻微运动；产后2～3周内，顺产者可以视情况去户外舒活筋骨，但不宜久留户外；剖腹产者要看身体恢复情况，如身体仍然虚弱，需要再等一段时间才能外出；产后4～5周，也就是出了月子后，可以在天气适宜的情况下，推着婴儿车跟宝宝一起散散步。

材　料　猪肉碎 200 克，豌豆 50 克。

调　料　红椒碎 1 汤匙，姜末、蚝油、黄酒各 1 茶匙，白胡椒粉、糖、干淀粉、盐各适量。

芡　料　水淀粉。

做　法　1. 猪肉碎放适量水，加蚝油、糖、姜末、黄酒、盐、干淀粉，向同一个方向搅拌均匀，静置 20 分钟左右。

　　　　2. 豌豆洗净，放入料理机，按 1：1 的比例倒入清水，打碎之后过滤，留豌豆汁备用。

　　　　3. 锅中放冷水，将猪肉馅用汤匙做成丸子，放入锅中，用文火把丸子煮熟，捞起备用。

　　　　4. 将豌豆汁放入锅中烧开，加盐、白胡椒粉，打薄芡倒入盘子，放上肉丸，撒上红椒碎即可。

功　效　滋阴补肾，催乳。

温馨提示：豌豆粒多食会发生腹胀，故不宜长期大量食用。

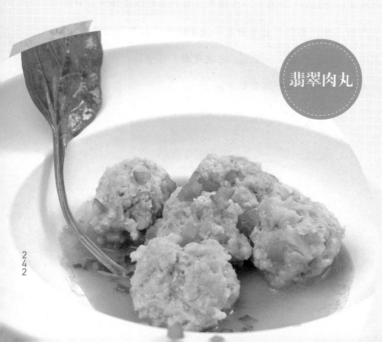

翡翠肉丸

材　料　猪脚 400 克，黄豆 100 克，干无花果 8 粒。

调　料　盐适量。

做　法　1. 黄豆浸泡 1 小时，洗净；无花果洗净；猪脚焯水。

　　　　2. 将所有材料放入煲中，加凉水煮开，大火煲 5 分钟，转小火煲

　　　　　 2 小时，加盐调味即可。

功　效　强壮骨质，催乳，美容养颜。

温馨提示：无花果一定要凉水下锅，否则煲出来的汤是酸的。

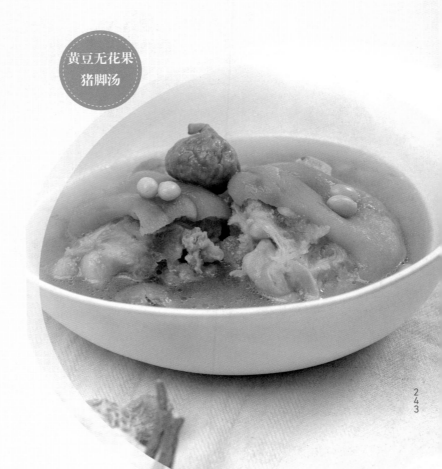

黄豆无花果
猪脚汤

材　料　小米 80 克，大米 20 克，酸枣仁 15 克，柏子仁 15 克，红枣 4 颗
　　　　（去核）。

调　料　红糖适量。

做　法　1. 将酸枣仁、柏子仁用锅炒香（不用放油），研成细末；小米、大
　　　　米、红枣洗净。
　　　　2. 将所有材料放入煲中熬成粥，加入红糖即可。

功　效　健脾补血，养心安神。

酸枣仁柏子
仁红枣粥

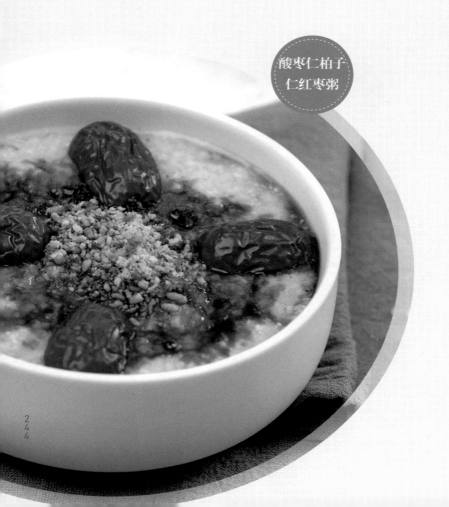

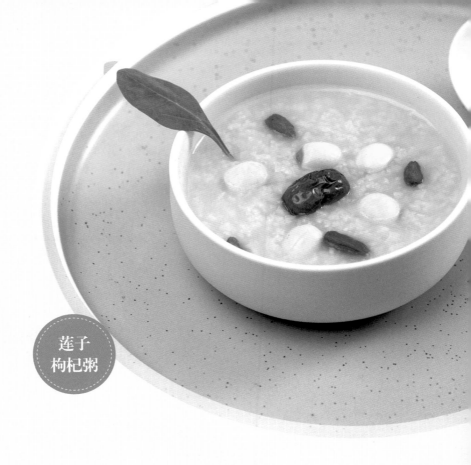

莲子
枸杞粥

材　料　大米 30 克，干莲子 30 克，枸杞 10 克，红枣 4 颗（去核）。

调　料　姜 2 片，盐适量。

做　法　1. 干莲子用清水浸软，洗净；红枣切粒；枸杞、大米洗净。

2. 将除枸杞外的所有材料放入煲内，倒入适量水，熬煮至黏稠，加入枸杞继续煲 5 分钟，加盐调味即可。

功　效　补血养颜，宁心安神。

材　料　鸡肉 100 克，大米 30 克，山药、莲子各 20 克。

调　料　盐适量。

做　法　1. 鸡肉切块，焯水、洗净；莲子用清水浸泡 15 分钟后洗净，去
芯；山药去皮，洗净；大米洗净。

2. 煲内放入清水，煮开之后放入大米、莲子、山药，中火熬 30 分
钟，熬成粥后放入鸡肉再煮 20 分钟，加盐调味即可。

功　效　养心健脾。

温馨提示：莲子心有苦味，泡软之后要把心去掉，这样口感会更好。

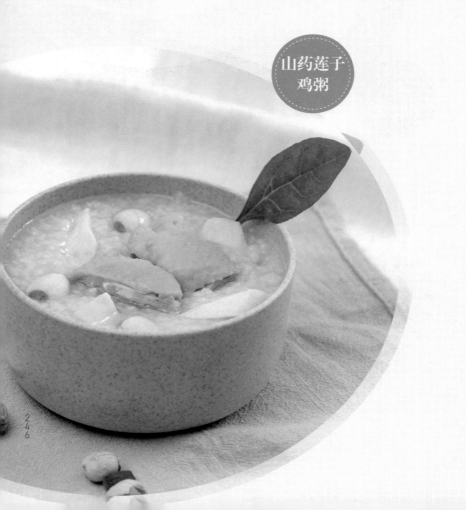

山药莲子
鸡粥

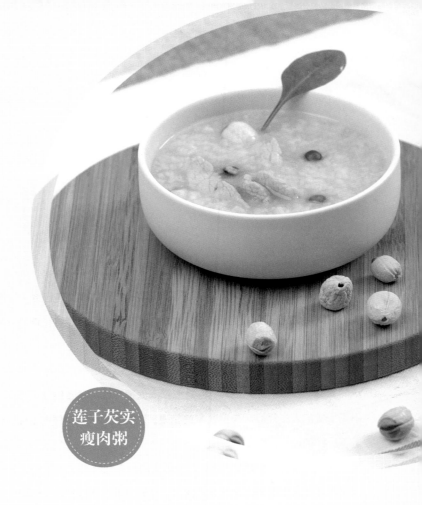

莲子芡实
瘦肉粥

材　料　瘦猪肉 100 克，大米 30 克，干莲子 20 克，芡实 10 克。

调　料　盐适量。

做　法　1. 干莲子、芡实用清水浸泡 15 分钟后洗净；瘦猪肉洗净，切片；
　　　　　　大米洗净。

　　　　2. 将煲内倒入清水，煮开后放入大米、莲子、芡实，中火熬 30 分
　　　　　　钟，熬成粥后放瘦肉煮 20 分钟，加盐调味即可。

功　效　补脾固肾。

温馨提示：莲子、芡实是健脾的最佳搭档。

感恩所有遇见

岁月的流逝是悄无声息的，不知不觉我从事月嫂工作已经 15 个年头了。我非常热爱这份工作。这 15 年中，我会时时留心积累经验，遇到问题会向前辈请教，以获取更多与职业相关的经验和知识。

机缘巧合，月嫂工作让我有幸见证了形形色色的家庭故事。对于每个服务过的家庭，我都不过是过客，但是每个家庭都带给我很多触动或感动，给我留下了宝贵的人生经验。与这些家庭相遇，让我学到了不一样的文化，也体会到了不一样的理念。

这一个又一个鲜活的故事，让我越来越喜爱和尊重这份工作。这些故事也激励着我在人生道路上坦然面对困难，克服困难。所以，这么多年，我一直心存感恩，感谢宝妈们能给我这个机会，让我陪伴她们度过人生中的重要时刻；感谢宝宝们带给我无限的快乐，只要我看到宝宝，感觉整个心都化了，顿生满满的幸福感；也很感谢丫丫、Angelababy、九夜茴、殷旭、春楠等人的真心推荐。

众所周知，月嫂工作很辛苦，工作期间几乎睡不了一个整觉，要时刻关注宝妈和宝宝的精神状态和身体情况，但当我看到每一位被我照顾过的宝妈都精神饱满、身心健康地重新投入社会生活，宝宝们健康快乐地长大，我就感到无比幸福、欣慰。

　　我能服务的家庭数量毕竟是有限的，所以我想通过书这种形式，把我积累的育儿和照顾产妇的经验分享给宝妈们，希望这本书能帮到你们，希望你们都能顺利度过生命中的这个重要时期。

钟菊

2021 年 4 月